50歳からの眠りの習慣

これでグッスリ!!

保坂隆

小学館

まえがき

誰でも悩まされる「睡眠のトラブル」

「この年になると、なかなか朝までぐっすり眠れないのよね」
「若い頃は布団に入ったらバタンキューで、夢も見なかったけど」
「それが、この頃は夜中に何度も目が覚めてしまうんだ。悔しいけど、やっぱり年なのかな……」

年を重ねる中で、このような会話を耳にすることは増えていませんか。

思うように眠れないという悩みは、なかなか深刻です。眠れないことがストレスになって、いっそう不眠に拍車がかかる人もいます。

「若い頃は、いつでもどこでも眠ることができたのに」「睡眠についての悩みなんて何もなかった」という人も、年を重ねるごとに寝つきの悪さにイライラしたり、夜中に目が覚めてストレスを感じたり、さまざまな不調を起こすものです。

事実、年とともに体調全般が変化するように、眠り方もだんだん変化してきます。

代表的なものを挙げてみましょう。

・眠るまでに時間がかかってしまう（入眠障害）
・夜中に何度も目が覚めてしまう（中途覚醒）
・ぐっすり眠った感じがない、眠りが浅い（熟眠障害）
・予定よりずっと早く目が覚めてしまう（早朝覚醒）

年をとると、ただでさえ体が疲れやすくて無理がきかなくなります。だからこそ、良質な睡眠で体調を整えたいのに、それができないのでは、どんどんストレスがたまってしまいますね。

さらに、眠れないことが強迫観念になり、新しいストレスが生まれます。初めは「体調を整えるためによく眠りたい」と思っていたのに、「眠れないことが気になってストレスがたまり、それが原因で体調を崩す」という、なんだかおかしなスパイラルになってしまうのです。

また最近では、毎日の睡眠不足が〝負債〟のように蓄積されると、脳の働きが悪くなったり、認知症を招いたりするという考え方も広まっていて、ますます「眠り」に対する関心が高まっています。

では、年齢とともに変わっていく眠りについて、どう対応したらいいのでしょうか。それが、この本のテーマです。

中高年の眠りは、若い頃の眠りとは違いますから、それと同じ種類のものを求めて「思ったように眠れない」と悩んでも、ないものねだりです。自分の体に合った眠りがあるのですから、それを考えるのが何より大事になってきます。

この本では、年によってなぜ眠りの質が変わるのかを探り、それに合った快眠のコツを、生活習慣や考え方、食べ物、心身のリラックス法、睡眠の環境など、いろいろな角度から紹介していきます。

また近年、認知症と睡眠との関連性について新しい情報もどんどん増えてきています。そのあたりもしっかりサポートしてみます。

ひと口に50歳以上のシニアの眠りといっても、さまざまなケースがありますから、この本の中から自分に合った「眠りの質を高める方法」を見つけて、ぜひ実践してみてください。

あなたが毎朝、すっきりと元気な目覚めを迎えられるようにお手伝いができたら、こんなにうれしいことはありません。

2024年5月

保坂 隆

目次

2章 グッスリ・すっきりの快眠テクニック

3章　心を整えてゆったり眠る

4章 目覚めを気持ちよくする方法

5章　快眠を約束する食事法

1章
眠りと体の不思議な関係

年とともに変わる眠りのスタイル

まず前提として知っておいてほしいことがあります。外見と同じで、睡眠についても、年とともに変化するのは当たり前ということです。若い頃の「睡眠スタイル」がずっと続くことはありません。だから「若い頃はこんなだったのに、今は……」と悩む必要はまったくありません。

ここで、生まれてからの睡眠スタイルの変化について簡単に説明します。

人間が最も長く眠るのは、もちろん生まれて間もない赤ちゃんの時期です。生後数ヵ月の赤ちゃんは、一日の3分の2ほど眠っているとされ、大人とは比べものにならないくらいの長さです。

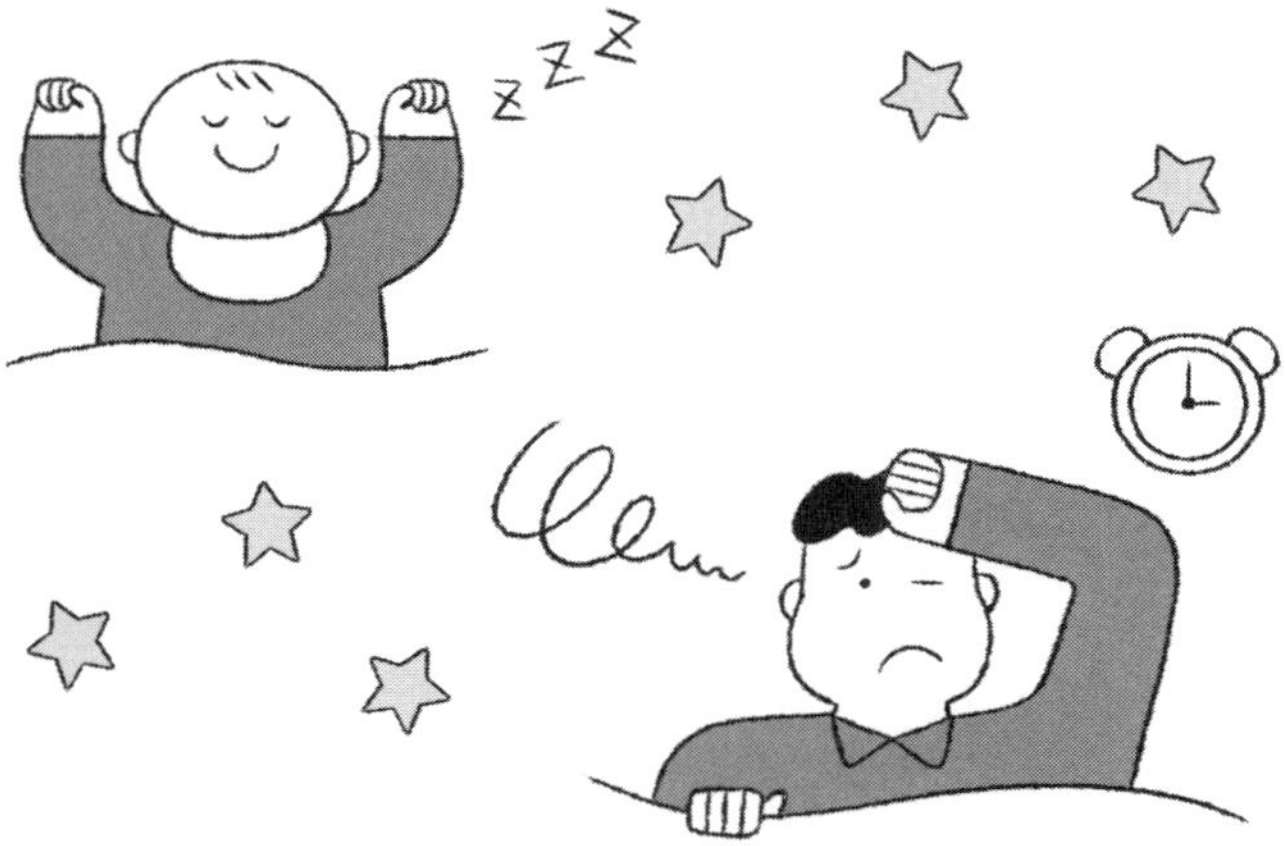

年とともに睡眠量が減るのは自然

赤ちゃんはたっぷりと睡眠に時間を費やしながら、脳を鍛えているのです。

また、成長ホルモンが分泌されるのも、眠っている間です。つまり、赤ちゃんの長時間の睡眠は成長するために欠かせないものといえます。

それが2歳を過ぎる頃から、だんだん大人の睡眠リズムと同じようになり、一度の睡眠時間も少しずつ長くなっていきます。

この幼児期からおよそ学齢期（6歳から15歳）までが、人生で一番熟睡できる時期なのです。この頃の子どもは、いつでもすぐに熟睡でき、熟睡の時間も長くなります。

個人差はありますが、学齢期も半ばを過

ぎたくらいから成人式を迎える頃になると、学校や仕事などで十分な睡眠時間がとりにくくなります。でも、睡眠量が足りない分を質の高さで補えるように脳機能のスイッチが入って、短い時間でも熟睡できるようになります。

年とともに「長く眠る」パワーが減っていく

体力不足や寝不足を抱えながらも、仕事に励むのが働き盛りの時期だとすると、そろそろ定年が視野に入る中高年期になれば、睡眠自体もまた変わってきます。**脳の機能が弱まるとともに、「覚醒」も「睡眠」も長時間続けるのが難しくなってくるのです。**

「長時間起きているのはつらくて、夜は早い時間に眠くなるけれど、早めに寝ても今度は朝早く目覚めてしまう」

「朝までぐっすりではなくて、夜中に何度も目が覚めてしまうから困る」

といった悩みを持っている人も多いでしょう。

シニアに多い「早朝覚醒」や、夜中に何度も起きてしまう「中途覚醒」は、体内時計のリズムの乱れで引き起こされます。

ある年齢になると、前より時間に余裕ができるとともに、日中の活動量がぐんと減って、メリハリのない生活になりがちです。

これが早朝覚醒や中途覚醒の増える原因なのですが、目が覚めるたびに「今日も早く目が覚めた」「また夜中に起きてしまった……」と、いちいち気にするのは逆効果といえます。

一番いいのは、「年を重ねたら、若いときより睡眠量が減るのは自然なことだ」と考えて、大らかに受け止めることです。

もし睡眠時間が少なくなっても、「起きている時間が増えてラッキー」と考えられたら、不眠に対する不安もぐっと軽くなるでしょう。

ただ、そうはいっても、60歳以上の3人に1人が不眠に悩んでいるという報告もありますから、やはり適切なケアは必要でしょう。

なぜ眠れない？
入眠障害と体内時計

不眠を感じる大きな原因は、どんなに眠っても充足感が得られないことといわれています。

若者と高齢者における睡眠中の熟睡度を比較してみると、70歳前後の世代の深く眠る割合は、若い世代の約4分の1程度と非常に少ないことがわかります（厚生労働省・生活習慣病予防のための健康サイト[*1]より）。

睡眠の悩みには、なかなか寝つけない「入眠障害」やぐっすり眠れない「熟眠障害」、夜中に何度も目が覚める「中途覚醒」、早朝に目が覚める「早朝覚醒」などがありますが、どれも共通しているのは「熟睡感のなさ」と「眠りの浅さ」です。

とくに朝早く目覚めてしまって悩む人が多いのですが、これも熟睡できず、眠りが浅いために起こることです。

ところが、一般に、早起きには健康的なイメージがあるので、「年寄りは朝が早い」というのをプラスに考える人がほとんどです。というわけで、「早起きは三文の徳といいますし、いいことですね」などと言われると、逆にため息をつく人も少なくないでしょう。

もちろん、早く起きて、そのまま快適に一日を過ごせるならまったく問題ないのですが、一日中気分がすっきりしない状態が続くとしたら、とても健康的とはいえませんね。

じつは、この「早朝覚醒」には、人間の体内時計が関係しています。

人間の体内時計は24時間よりも少し長めに設定されているのですが、このサイクルが年々早くなり、24時間より短くなっていくと、自然と朝早く目が覚めるようになります。

もちろん、体内時計の変化は生理的なものですが、正常に戻すようにすることも大事です。

どうして中途覚醒が増えてくるのか

「夜中に何度も目が覚めて、いったん目が覚めると今度は寝つけなくなってしまう」という人はきっと多いでしょう。

こんなタイプは「中途覚醒」と呼ばれています。60歳以上になると、一晩に数回起きる人がいますが、**目覚める回数が2回以上なら、中途覚醒を疑ってみてもいいかもしれません。**

私の所に相談に来る人にも、「夜中に目が覚めて朝までぐっすり眠れない」というケースが増えていて、シニアの1〜2割が中途覚醒を経験しているといいます。

毎晩のように中途覚醒が続くと、「今日も夜中に目が覚めるかもしれない」という不安がつきまとって、大きなストレスを抱えることにもなりかねません。

この中途覚醒は、生活習慣を起因とした自律神経の乱れや日中の強いストレスによることが多いようです。

最近は、寝る直前までテレビやパソコン、スマートフォンなどを使う人が多く、それらの強い光や音が神経を高ぶらせ、中途覚醒を引き起こします。

また、生活スタイルが夜型になり、夜遅い飲食が増えること、コーヒーなどのカフェイン系の刺激物をとることも、睡眠を妨げる原因になっています。

さらに、寝つきをよくするつもりで、夜にアルコールを飲む人も多いようですが、寝る前のアルコールは中途覚醒を招くリスクがあります。

なぜなら、アルコールが分解されるときに発生する「アセトアルデヒド」には、交感神経を刺激する働きがあり、それによって脳が覚醒して眠気を遠ざけてしまうからです。

こうした自律神経が乱れやすい生活習慣を続けていると、中途覚醒などの睡眠障害を招く危険性が高まります。しかし、これらを見直せば、中途覚醒の予防につながるわけです。

睡眠不足は認知症を誘発する!?

あなたは「認知症」と聞いてどう感じるでしょうか？

もう若くもないし他人事《ひとごと》ではないと不安を感じている人、まだまだ自分には関係ないと思っている人などさまざまでしょうが、近年、睡眠と認知症の関連性を裏付ける研究成果が発表されています。

ざっくり言うと「**50〜60代で睡眠不足だった人は認知症の発症リスクが高くなる**」というものです（学術誌『ネイチャーコミュニケーションズ』[*2]より）。

ここで示されているのは可能性が高くなるということで、100％と実証されたわけではありません。でも、この研究は無視できないものです。

後で話しますが、人間の睡眠中には「アミロイドβ《ベータ》」と呼ばれる脳のごみが排出され、これが認知症の発症と深くかかわっているとされています。

この物質は睡眠中に取り除かれ、脳がクリーニングされるといってもいいでしょう。だからこそ、十分な睡眠、質の高い睡眠が欠かせません。睡眠不足は、この脳のクリーニングを阻害することにつながるのです。

怖いのは、**アミロイドβは「脳に蓄積される」といわれている点です。**つまり睡眠不足が長引けば長引くほど、その量は増えて、アルツハイマー病などの認知症リスクがだんだん高まってしまうのです。今からでも睡眠不足から脱し、睡眠の質を高める習慣を身につけてほしいと思います。

イメージしてみてください。

毎日夜食をとりながら夜遅くまで起きていて、翌日は寝不足で頭がボーッとして、あまり体を動かさず……といった不規則な生活習慣を。

これでは単なる睡眠不足という問題ではすまされません。心身に負担のかかる生活習慣そのものですね。**認知症だけでなく、肥満や糖尿病といった病気を呼び寄せることにもつながりかねません。**

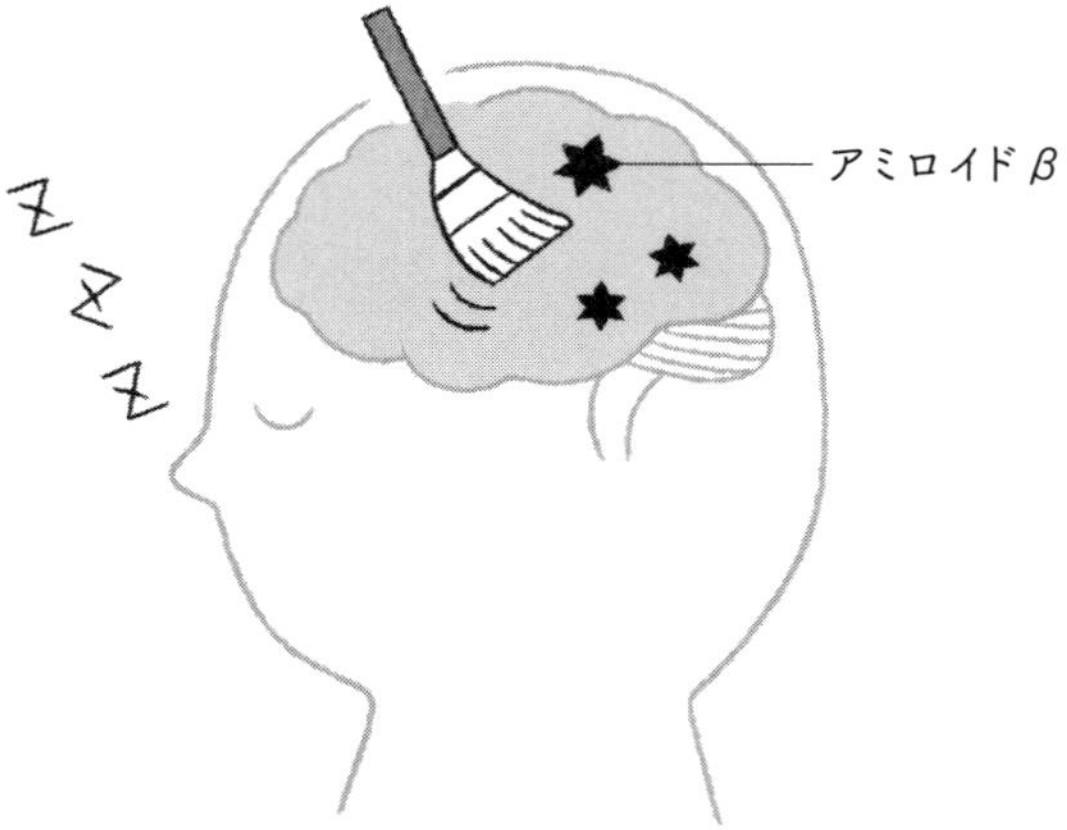

「脳のごみ」は睡眠中に排出

朝晩の過ごし方、食事のとり方、簡単なエクササイズなど、この本では快眠生活を送るたくさんのヒントを紹介してみます。

直接的には「睡眠不足の悩みを解消する」アドバイスですが、長い目で見たときに、認知症だけでなく、いろいろな病気を遠ざける良き習慣であると、私は思っています。

いずれにしても、認知症にかかるリスクを下げるためにも、このあと説明していく快眠習慣を実践してみてほしいと思います。

「夜間頻尿」は自己流で対処しない

中途覚醒については、夜間の尿意も大きな理由でしょう。トイレに行きたくなって、何度も目が覚めてしまうというのはよく聞く話です。寝つきには問題がないのに、眠っている最中に尿意を催して、目が覚めてしまうという人も多いようです。これらを「夜間頻尿」と呼びます。

頻尿の一番の原因は、膀胱《ぼうこう》の筋肉が衰えて敏感に尿意を感じるためですが、「早めにトイレに行かなければ……」という精神的プレッシャーもかなり影響しています。

女性より男性が圧倒的に多いように思われますが、実際にはそれほど極端な差は見られません。しかし、加齢による頻尿の増加は顕著で、40歳を過ぎると頻尿症状は増え、高齢になるほどさらに増えていきます。

夜間頻尿の定義は、一応、「夜中に1回以上トイレに行くために起きること」とされているのですが、1回のトイレで頻尿と呼ぶのはちょっと当たらない気がします。というのも、男性の場合、70代以上では一晩に3回以上トイレに起きる人も珍しくなく、それだけシニアにとって夜間頻尿は身近な問題なのです。

ただ、もし何度かトイレに起きても、そのまますぐに眠れるならとくに問題はありません。しかし、多くの人が、一度目が覚めると、なかなか眠りを継続できないという悩みを抱えています。頻尿によって睡眠時間が削られて、同時に眠りの質も悪くなってしまうのがつらいのです。

こうした悩みを解消するためには、さまざまな方法が考えられますが、だいたい次のようなものがあります。

- 尿の量が多い場合は、寝る1時間以上前から水分を控えること。とくにアルコールやカフェインの多い飲み物は避けましょう。
- 下肢のむくみを取ること。寝る数時間前から、ふくらはぎのマッサージをしたり、足を上にあげたりしながら、ぬるめのお風呂に入りましょう。

・腰や足先を温めること。冷えも頻尿を悪化させますから、夏でもなるべく冷やさないようにしましょう。

・のどが渇かないように、塩分の多い食事は見直すこと。

・薬を飲んでいる人は、かかりつけの病院に相談してみること。高血圧の薬には利尿作用のあるものも少なくありません。

さて、どんな対策をとるにしても、医師と話し合うことが最優先です。夜間頻尿の中には深刻な症状が隠されているケースもあり、とくに、心不全による夜間頻尿には注意が必要です。下肢のむくみがあって、夜間頻尿になる場合、心臓が弱っているかもしれません。一見、無関係に見える頻尿と心不全がリンクしていたという例も多いので、この点は覚えておいてくださいね。

睡眠中の「無呼吸」に要注意！

新聞や雑誌、ネットの記事で、「睡眠時無呼吸症候群」という言葉をよく見るようになりました。あなたの周囲にも、この悩みを抱える人がたくさんいるかもしれません。今ではかなり知られるようになりましたが、一番怖いのは、本人に自覚がない点でしょう。

高齢者の睡眠時無呼吸症候群の発症率は、一般成人と比較すると高くなり、65歳以上では2割以上ともいわれます。

一般に、大きないびきをかきながら、睡眠中に何度も呼吸が止まるのですが、**ほとんどの高齢者は無症状**（**無自覚**）**なので、自分がそうだと気づいている人は多くないのが現実**というわけです。

睡眠中の呼吸は、脳にある呼吸中枢にコントロールされていて、意識しなくても自動的に胸やお腹《なか》が動いて、呼吸を維持します。

呼吸中枢は、心臓から運ばれる二酸化炭素などに反応して呼吸の命令を出すシステムを持っていますが、心臓に異常が起こって血液の循環が悪くなったりすると、二酸化炭素を十分に送れなくなってしまいます。

すると、脳にある呼吸中枢はうまく反応できなくなり、脳自体に異常が起きたり、呼吸ができなくなったりするケースもあるのです。

医学的には、「10秒以上呼吸が止まる『無呼吸』や、呼吸が弱くなる『低呼吸』が1時間あたり5回以上繰り返される状態」と定義され、健康への影響が非常に大きい睡眠障害の一種です。

呼吸が止まると、体は「低酸素状態」になり、そのたびに脳は目覚めますが、これを一晩に何度も繰り返せば熟睡できず、睡眠不足になるのは当然でしょう。こんな日が続くと、昼間、耐えられないほどの眠気や倦怠《けんたい》感に襲われたりします。

ところが、無呼吸は寝ている間に起こるので、本人は気づきにくいのが特徴。夫のいびきに悩む奥さんの報告で、初めてわかるケースも多いわけです。

隣で寝ている奥さんが、「夫が息をしていないのを見てびっくりした」「このまま死んでしまうのではないかと心配になって」と、病院を訪ねる例も少なくありませんが、そんなときも本人は深刻に考えていないケースがほとんどです。

でも、そのままにしていると、命にかかわることもあります。無呼吸で低酸素状態が続くと心臓や血管に大きな負担がかかり、高血圧や不整脈、心筋梗塞《こうそく》、脳梗塞を起こしやすくなるのですから。

また、体に強いストレスがかかるので、インスリンの働きが低下して、糖尿病や脂質異常症になることもあります。

日本で睡眠時無呼吸症候群の人は300万人以上いると考えられていますが、実際に診断を受けているのは数十万人くらい。まだまだ多くが見過ごされているようです。

日中の眠気や集中力・記憶力の低下、いびきや不眠などの症状が現れ、身体的にも高血圧症や不整脈、狭心症や心筋梗塞のリスクが高くなります。

こうした日常の活動低下はもちろん、精神活動にも影響を与えて、高齢者のうつ病

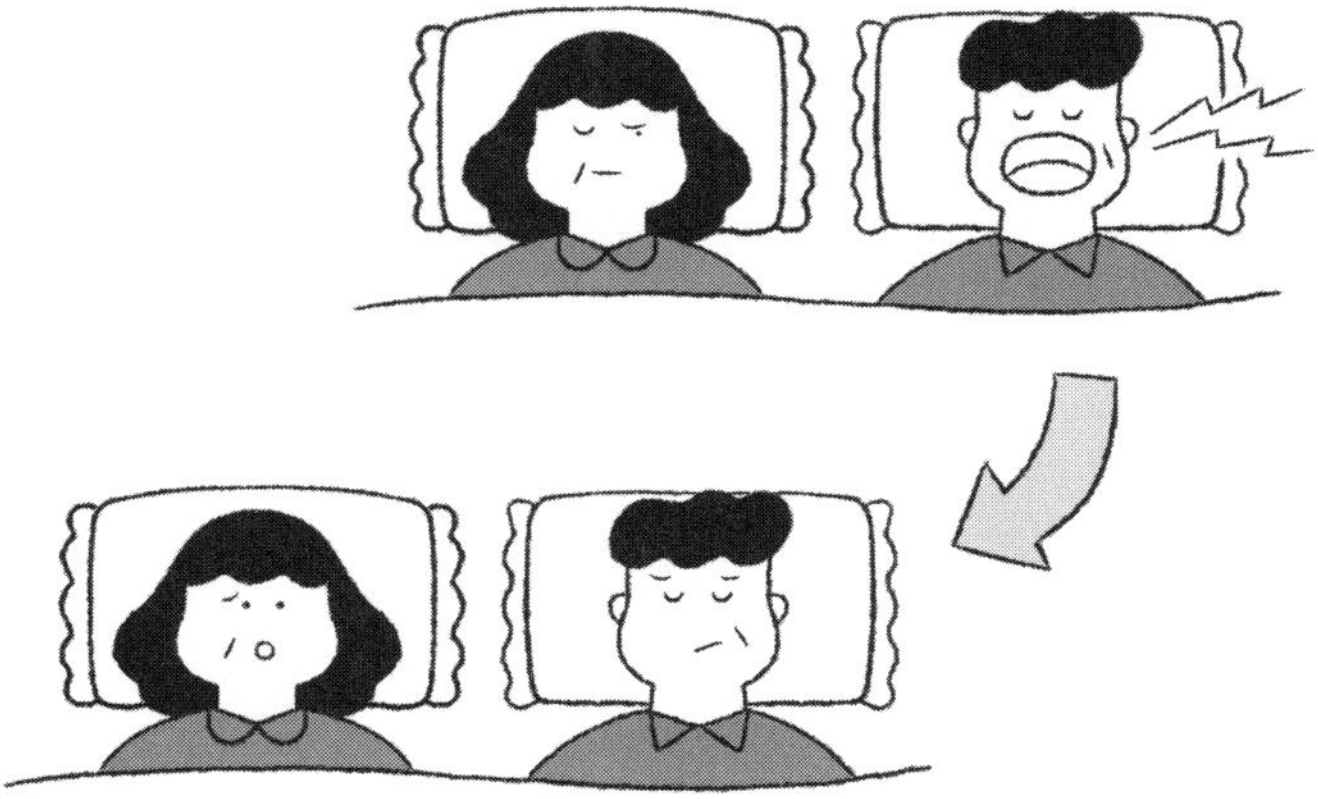

本人は気づきにくい睡眠時の無呼吸

や認知症を招く危険もありますから、とにかく自分の眠りに注意して、異常に早く気づくことが大切です。

また、苦しくなると一生懸命に口を開いて呼吸をし、口の中が乾燥してドライマウス状態になることもあります。

その場合、肥満した体重を落とす、アルコールを控える、気道を広げるように横向きで寝るなどの対策が考えられます。

でも、扁桃《へんとう》肥大や中枢神経系に問題があるなど、はっきりとしない例も少なくありません。こうした場合、早めに医療機関を受診して、症状に合わせた治療を受ける必要があるでしょう。

「概《がい》日《じつ》リズム睡眠障害」を知ろう

昼夜のサイクルと自分の体内時計のリズムが合わず、思った時間に睡眠をとることができない睡眠障害があります。「概《がい》日《じつ》リズム睡眠障害」といい、いくつかのタイプがありますが、その中の**「睡眠相前進型」は、睡眠のリズムが極端な朝型に傾いたもので、早朝覚醒が多いことや早すぎる就寝時間が特徴**です。

そのほかのタイプには、明け方近くまで寝つけず、いったん眠ると昼過ぎまで目が覚めない「睡眠相後退型」、夜勤の人に多い「交代勤務睡眠障害」などがあり、どれも生活の変化に強く影響を受けます。

ただ、高齢者に多い睡眠相前進型の場合、目立つのは朝早く起きすぎることだけなので、仕事をリタイアしている人なら、生活に影響はないかもしれません。

しかし、明け方にどうしても目が覚める日が続けば、疲労感が重なっていくばかりでなく、昼間に強い眠気に襲われたりなど、生活に支障も出てくるでしょう。

毎日早起きが続くので、夕食時に必ずうたた寝をしてしまうという人がいて、「こんな生活では自己嫌悪になるよ」と、精神的に落ち込んでいるケースもありました。

暮らしに大きな不都合がなければ、とくに深刻な病気とはいえないのですが、精神的な負担を感じたり、生活の乱れが目立ったりするようなら、専門医の診断を一度受けたほうがいいかもしれません。**なぜなら、うつ病や統合失調症が隠れていることがあり、それを見逃して、ただの睡眠の乱れだと軽く考えていると、知らないうちに病状が進行してしまうかもしれない**からです。

この治療法で代表的なのは、午前中の朝の早い時間帯に光を浴びること、夕方から強い光を浴びないことなどです。

それではなかなか効果が上がらず、精神的な重圧が高まるようなら、期限を決めて睡眠薬で「睡眠習慣」をコントロールする方法もあります。ただし、薬を用いる場合は、必ず医師の指導に従うのが基本と考えましょう。

薬のメリットとデメリット

よく眠れない人が病院で診察を受けた場合、「まず生活環境を改善したり、睡眠習慣を見直したり、できるだけ自力で不眠が改善されるようにしましょう」と指導されます。

しかし、それでもダメなときには、必要に応じて睡眠薬が使われるでしょう。薬に関しては、「睡眠薬は副作用が怖いので絶対に使いたくない」という人と、「今では副作用の心配も少なくなったから、早く症状がよくなるなら飲んでもいい」という人がいて、大きく意見が分かれています。

どちらにしろ、睡眠薬は簡単に処方されるものではなく、眠れないことで本人が生活しにくいような場合に出されるものです。

まれに、自分の判断で市販の睡眠薬を飲んでいる場合もありますが、**素人判断で睡**

眠薬を飲むのはやめましょう。

睡眠薬を飲むと足元がふらついたり、めまいがしたりする恐れがあります。また、ほかにも薬の副作用が強く現れるケースもありますから、服用には注意が必要です。

現在、主に使われているのは、**不安やストレスで眠れない場合に有効な「ベンゾジアゼピン系」と、寝つきが悪い場合に有効で、薬をやめやすい「非ベンゾジアゼピン系」、そして脳内のホルモンの受容体に働きかける「メラトニン受容体作動薬」や「オレキシン受容体拮抗《きっこう》薬」**などです。

不眠に〝不安〟が伴うなら、脳の神経の活動を抑え、飲んですぐに強い眠気を感じる「ベンゾジアゼピン系」の薬が使われます。

それ以外では、不眠症のタイプに合わせて作用時間の違いを活かした使い分けがされ、入眠障害では最も作用時間が短い超短時間型の薬が使われます。

薬の作用する時間が長すぎると、次の日まで効果が持ち越され、日中に眠くて困ることがあります。そこで早朝覚醒や中途覚醒の場合は、この点に気をつけながら、超短時間型より少し作用時間の長い短時間型が使われます。

「メラトニン受容体作動薬」は、睡眠リズム障害を伴う不眠症に有効で、睡眠と覚醒のリズムを整える作用があります。メラトニンはもともと脳内で生成される睡眠ホルモンなので、副作用の心配も少なく、眠気を誘う作用もあるために、入眠障害の人にも使えます。

「オレキシン受容体拮抗薬」は非常に新しい薬で、脳を覚醒させる働きを持つオレキシンの邪魔をすることで覚醒レベルを落とし、睡眠に向かわせるというものです。今までの睡眠薬とまったく違う作用で睡眠に導くので、これまでの睡眠薬があまり効かなかった人にも効果が期待されています。

また、軽い不眠症では、よく眠りたいときだけ睡眠薬を使うケースもあります。

薬に否定的な人の多くが「依存性の怖さ」を挙げていますが、それには使い方が大きくかかわってきます。とくに、症状がよくなって睡眠薬をやめるときは気をつけなければいけません。

実際にやめるときは、薬の量をだんだん減らしていく方法と、服薬する間隔をだんだん空けていく方法の二つがあります。両方を組み合わせることもありますが、たいていは薬の量をだんだん減らすようです。

きちんと使っていても、急に中断すると症状が以前よりひどくなる場合がありますから、医師との相談は綿密にしてください。

睡眠薬を飲んでいる間は、運転にも注意が必要ですが、飲酒は最大のタブー。睡眠薬とアルコールを一緒に飲むと、作用が強く現れます。また、糖尿病や高血圧などほかの病気の薬を飲んでいる場合も、医師との相談が必要です。

「睡眠薬は嫌だけど、漢方薬ならいいのでは？」という人もいます。ただ、**漢方薬は睡眠薬と違って、直接的に睡眠を誘発するのではなく、不眠が起こる原因を解消するものなので、効果が出るのに時間がかかります。**不眠の原因によって有効かどうかも違ってきますから、漢方薬を使う場合でも独断は避けて、医師に相談してからにしましょう。

不眠の症状は、きちんと眠れたという「成功体験」を積み重ねて、安心感が増すことでよくなります。だから、途中で勝手に投げ出さないことが大切です。睡眠薬は、そのお手伝いをするサポーターと考えればいいかもしれません。

うつ病患者の8割近くに不眠が現れる⁉

「ずっと不眠症だと思っていたんです。でも、じつはうつ病とわかってショックを受けて」というケースは、中高年にも意外と多いものです。

うつ病患者の8割近くに不眠が現れるともいわれます。症状が似ていたりするので、不眠や睡眠障害が出たら、一度、うつ病についてチェックしておいたほうがいいかもしれません。

不眠とうつ病の関連性について調べると、同時に現れる確率は約30%、不眠がうつ病の後に現れる確率も約30%、不眠が先に現れる確率は約40%と、関連が裏づけられています。これが二つを混同しやすい理由にもなっているのです。

うつ病の睡眠障害には、布団に入ってもなかなか寝つけない「入眠障害」と、必要以上に朝早く目が覚める「早朝覚醒」が多いのですが、**とくに早朝覚醒では、うつ病と一緒に起こるケースが目立ちます。**

うつ病を伴う早朝覚醒の場合、朝早く目が覚めても布団から出る気力がなく、「自分は役に立たない人間だ」とか「自分なんかいないほうがいいんだ」などとネガティブな考えにとらわれて、悶々《もんもん》と時間を過ごします。

これまでに話した通り、早朝覚醒は年齢の影響でも起こりますが、その場合は暗い考え方をすることはなく、目が覚めれば自然に布団から出られます。うつ病の症状との違いははっきりしています。

また、多くはありませんが、**冬の間だけ出る「冬季うつ病」**という病気があり、この場合では不眠というより、むしろ過眠の傾向が目立ちます。睡眠時間が長くなったり、朝の目覚めが悪くなったりするほか、過食になるという特徴があり、自分で判断しやすいでしょう。

一般的なうつ病は、食欲が落ちて体重も減ることが多いのですが、冬季うつ病は甘いものが無性に食べたくなり、食欲も落ちません。春が来る頃にはほとんど自然に治りますが、過眠や、朝起きられずに困るなら、心療内科や睡眠障害クリニックで相談してみてください。

この冬季うつ病を除いて、一般的なうつ病では体重減少が起こるケースが多いので、**もし睡眠障害に加えて体重が落ちるようなら、「うつ病かな」と疑ってみたほうがいいかもしれません。**

うつ病に似た症状を起こす病気はさまざまありますが、一方でうつ病に特有の症状もあります。ですから、まずはうつ病独自の症状をチェックしておくのも大事です。

その判断材料になるのは「日内変動」でしょう。これは、朝方には気分が一番落ち込み、夕方から夜になると気分が回復してきて楽になってくるといった、一日の中での気分の変化をいいます。

一般的には、この日内変動の有無が、不眠症かうつ病かを判別する大きなポイントといわれており、普通の睡眠障害でこういう現象が起こることはまずありません。ですから、うつ病の症状を疑うのなら、まずは日内変動の有無を確認し、もしなければ、睡眠障害に絞って考えればいいのです。

自分の眠りのスタイルを知ることが大切

「いったん眠ってしまえば、地震が起きようが、家の前でガタガタと轟音《ごうおん》を立てて道路工事が始まろうが、まったく目が覚めません」という人がいます。逆に、「隣の家のテレビの音や、ちょっとした風を感じるだけでも目が覚めてしまう」人もいます。

個人差はありますが、いったん眠ればめったに目を覚まさないタイプの人は睡眠時間が短めで、すぐに目が覚めてしまうタイプの人は、長時間眠らないと調子が出ないようですね。この差は、やはり眠りの深さ、質の違いにあるのでしょう。

また、**朝型人間と夜型人間というパターンの違い**もあります。朝型人間は、目覚ましなしでもたいてい同じ時間に起きて、朝ご飯をしっかり食べるタイプで、出勤してすぐに仕事をバリバリとこなす人が多いようです。

これに対して夜型人間は、たいてい午前中はボーッとして、昼過ぎ頃からやっとスイッチが入り、暗くなるにしたがってどんどん能率が上がってくるタイプです。

どちらのスタイルが体にとって理想的かといえば、やはり朝型人間のほうでしょうか。なぜなら、人間は夜行性の生き物ではありませんので、夜間にしっかり眠るほうが自然の摂理にかなっているからです。

性格がそれぞれ違うように、睡眠の内容も十人十色。だからこそ、自分なりの睡眠スタイルを知っておくことが大切です。**そこで有効なのが「睡眠記録」**をつけること。**ノートを準備し、毎日の就寝時間と起床時間を記録し、さらに眠りに入るまでどれくらい時間がかかったかも記録する**といいでしょう。他には、夜中に何度、何時頃に目を覚まし、何をしたか（水を飲んだ、トイレに行ったなど）、また寝起きの気分や体の調子などを書き込んでみます。これを2、3週間続けると、「早くベッドに入ると、かえって寝つけていないな」「体を動かしたときのほうが、翌日の目覚めがいい」「休日の夜のほうが、起きる回数が多い」など、だんだん自分の睡眠パターンが見えてきます。これで、どうすれば効率的に眠れるかがわかってくるはずです。

ためこんだ「睡眠負債」に注意！

「睡眠負債」という言葉を知っていますか。眠りについて悩む人には聞き慣れた言葉でしょう。これはスタンフォード大学のウィリアム・C・デメント教授が提唱した言葉です。

「明日の打ち合わせのデータを用意しなくては」「ドラマの続きが見たい」などと夜更かしをしたり、「早朝にトレーニングがあるので」と早起きをするなど、なにかと私たちは日々の暮らしの中で睡眠時間を削ってしまいます。

本来必要な睡眠時間に対する不足分がだんだんたまっていくのを「負債」と呼び、人体にもたらすダメージについて警鐘を鳴らしているのです。

ただ、そうはいっても、毎日十分な睡眠がとれる人のほうが少なく、誰もが少なからず、睡眠不足を抱えて生活しているといっても過言ではないでしょう。

なかには、「少しぐらい寝不足が続いても、休みの日にたっぷり寝だめするから大丈夫」「ちょっと睡眠不足でも、通勤の電車で座って仮眠をとれるから平気。負債というほど大げさなものではないね」などと考える人もいるかもしれません。

もちろん、数日間の寝不足だけで急な変化が起こるわけではありません。でも、だんだんに仕事や家事の効率が悪くなったり、病気のリスクが高まったりするというのですから、これを軽く見てはいけません。

とくに自分が睡眠不足だと思っていなくても、知らず知らずのうちに陥っているかもしれない睡眠負債は、中高年にとって大事な健康のテーマの一つになっています。もはや「気づかなかった」ではすまされないのです。

認知症のリスクも

日本人の睡眠時間はどんどん短くなっていて、なんと世界100ヵ国の中でも最短

になっています。アメリカのミシガン大学の発表[*3]では、日本とシンガポールが平均7時間24分で最も短いと明らかにされているのです。また2021年にOECD（経済協力開発機構）が調査・報告した世界33ヵ国それぞれの平均睡眠時間[*4]でも日本は最も短い国（442分）となっています（ワースト2位は韓国の471分、同3位はスウェーデンの483分となっています）。

今では、睡眠時間が7時間以上の日本人は全体の4分の1ほどにとどまり、先進国の中でも最短クラスになっています。

こうなると、自分では気づかないうちに、大量の睡眠負債を抱えている人もいるでしょう。しかも、睡眠負債の怖いところは、それがすぐ目に見えるようなかたちで現れるのではなく、じわじわと悪い影響が出ることです。

研究者の中には、「睡眠負債はさまざまな病気のリスクを高める」と心配する人もいます。

その一つが「認知症」のリスクを高める可能性があるというもので、昨今、大きな関心を集めています。

人間の睡眠中には「アミロイドβ」と呼ばれる「脳のごみ」のようなものが排出されるのですが、アルツハイマー病の原因物質ともいわれ、発症するまでの数十年間にわたって蓄積されていきます。

では、この物質を排除するにはどうすればいいかというと、それは睡眠を十分とることが一番効果的です。睡眠不足が続くと、アミロイドβの排除がスムーズにできなくなり、アルツハイマー病などのリスクが高まってしまいます。

こうした作用は、時間をかけて進行するものなので、日頃から十分な睡眠を心がけていないと、ストップをかけることができません。

ただし、これという自覚症状がないだけに、睡眠負債を抱えないようにするのは、なかなか難しいともいえます。年齢に関係なく、まずは自分自身の睡眠スタイルと向き合って、きちんと自己診断をすることが必要です。

週末2日間の「寝だめテスト」で睡眠負債を判定する

自分の睡眠負債を見極めるには、何か目安がなくてはなりません。それを判断するために最も有効なのが「寝だめテスト」です。

自分では気づいていなくても、慢性的な寝不足を抱えていた場合、チャンスを与えれば、体は必ず寝だめをしようとするはずです。だから**「意識的に寝だめをしやすい環境にして、あとは体に聞くだけ」というのがこの判定法です。**

やり方はとても簡単で、休みの日の朝、時間に関係なく気のすむまで眠るだけです。

ただし、テストの前の夜は、外から光が入らないように寝室の遮光をしっかりして、目覚まし時計、携帯電話など時間がわかるものや音を出すものを遠ざけ、できれば寝室も自分一人で使いましょう。なかには、人の気配があるだけで目覚めてしまう人もいるので、テストの間だけは家族に協力してもらうことも必要です。

こうして次の日の朝、自然に目が覚めるまでぐっすり眠ってください。もし眠気がまだ残っているようなら、二度寝をして完全に眠気をなくします。

このように、睡眠に適した環境では、体は自然に〝負債〟を返済しようとするので、いつもより睡眠時間は長くなります。**もし、いつもより2時間以上長く寝るようなら、睡眠負債があると思ったほうがいいでしょう。**

ただし、たまたまテストの前日に重労働をしたりストレスが多かったりして、とくに睡眠をたくさん必要としていたような場合もありえますから、できればテストは2日間続けてみるのがベストです。

その場合、2日目はいつもどおりの睡眠時間で満足がいけば、睡眠負債があるとはいえません。では、もし2日間とも2時間以上の寝だめが生まれたとしたら、どうやって睡眠負債を解消すればいいのでしょうか。

負債の返済法は単純で、意識してこれまでより長く眠ることに尽きます。ただし、「それじゃあ日曜日にどっさりお返しを」と、寝だめ返済を目論《もくろ》むのはちょっと感心し

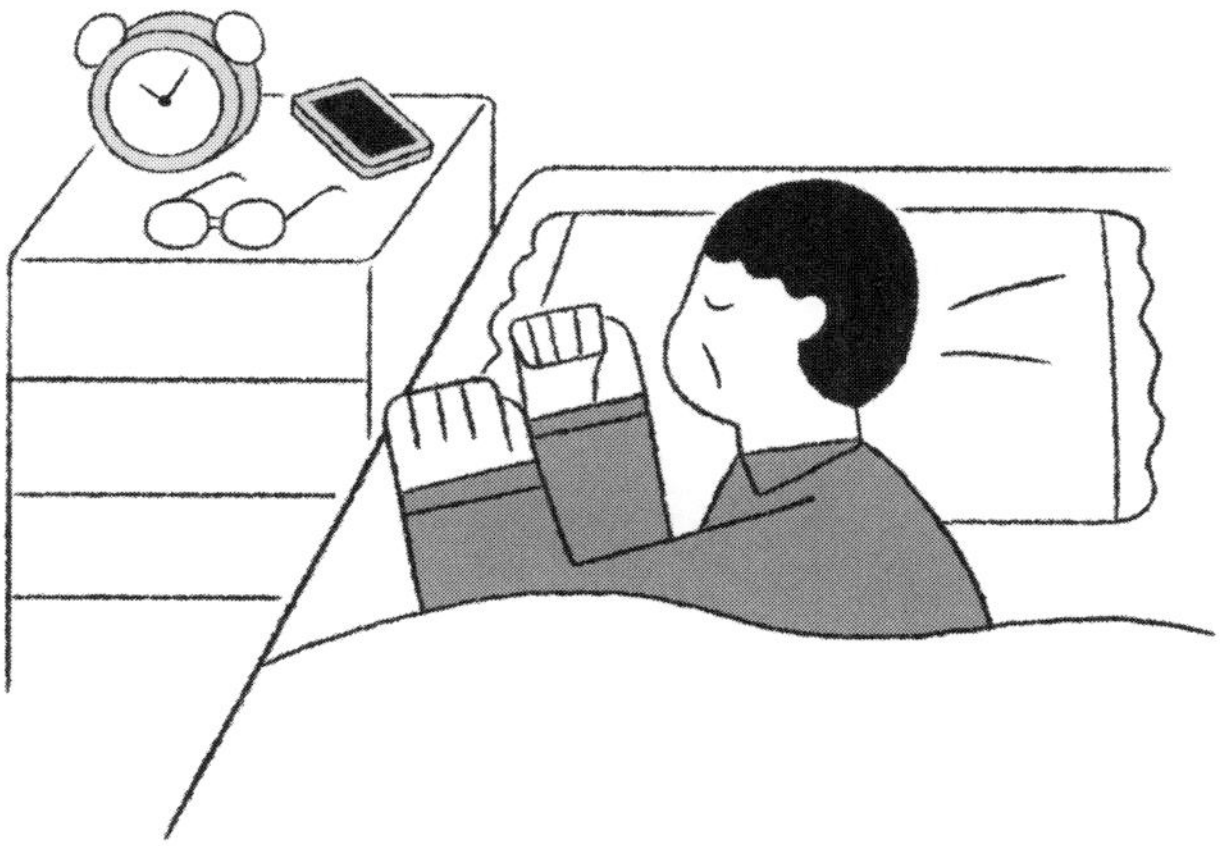

早寝して睡眠負債を地道に返す

ませんね。

なぜなら**一時にまとめて眠ると、かえって日常の生活リズムが崩れ、ほかの日の睡眠に影響が出てしまうからです。**その結果、返済どころか借りを増やすことにもなりかねないので、あくまで生活ペースは乱さないようにしてください。

とにかく、欲張らず、地道にコツコツ返済していくのがポイントです。

基本的には、早めにベッドに入るなど、毎日の睡眠時間を意識して多めにし、休日前もそのペースを変えずに同じ睡眠時間を守ること。これを習慣にすれば、返済はスムーズに進みます。

ただし、その人の必要とする一日の睡眠時間は、年齢や職業、労働や健康状態によって変わってきます。20〜50代くらいの年齢で、軽〜中程度の労働をしている人なら、一日に7〜8時間ほどの睡眠が必要でしょう。

しかし、年をとると必要な睡眠時間は減る傾向があるので、ある程度の年齢になれば、一日に何時間という目安にそれほどこだわる必要もなくなってきます。

「睡眠負債を抱えないように……」と神経質になるのは逆効果ですから、なるべく自然体で無理のない睡眠スタイルを見つけるようにします。

そして、眠っていないときの生活を工夫することも大切です。日差しの強すぎない午前中に太陽光を浴びたり、適度に体を動かしたりするのもいい睡眠に役立ちます。

最近では、スマホの使いすぎが目や神経を疲れさせ、不眠の原因になっているケースもありますから、とくに夜が更けてからは、できるだけ控えたいもの。

とかく「寝不足くらい」と軽視したり無理したりしがちな私たちですが、睡眠負債が重なると予期せぬトラブルにみまわれることもあるのです。

認知症を防ぐには「脳のごみ」をためない

睡眠負債の恐ろしさの一つに、認知症のリスクを高めるかもしれないという心配が挙げられます。

「自分はまだ認知症なんて心配する年ではない」と思うかもしれませんが、じつは、日本では18歳以上65歳未満で発症する若年性認知症の患者が、推定では約3万6千人もいると考えられています。[*5]

若年性認知症にはいくつかのタイプがありますが、最も多いのはアルツハイマー型で、患者の過半数を占めています。

この原因と考えられているのが、脳が排出するごみのような物質「アミロイドβ」です。ごみなので当然、排出されていくのですが、その排出がうまくいかずに脳内に蓄積されてしまうと、神経細胞が致命的なダメージを受けて脳の働きがグッと衰えてしまいます。

通常、アミロイドβが蓄積されて認知症になるまでには、数十年くらいかかるといわれています。そのために、「アルツハイマーは高齢者の病気だ」と考えられてきたのです。

ところが、**現代人はあまりにも生活サイクルが乱れていて、アミロイドβの蓄積が急速に進む傾向があるのです。**

生活サイクルの乱れとは、主に睡眠不足です。アミロイドβが脳から排出されるのは睡眠中なので、睡眠不足が続くと排出が滞ってしまうわけです。

一般的に認知症は緩やかに進行するといわれていますが、アルツハイマー型は、「うつ状態になる」「言葉が思い出せない」という深刻な症状が初期から出るため、仕事を続けるのが難しくなります。

こういった状況にならないためには、睡眠負債を増やさないことです。日頃から十分な睡眠を心がけることがとても大切になります。

今日からできる「睡眠負債」をためないアイデア

ここで、睡眠負債に絞って、改善策を紹介してみます。

ただ、**前述した「午前中に太陽光を十分浴びる」と「寝る少し前からスマホを手にしない」という二点だけは必ず守ってください。**そのうえで次のような工夫をプラスすれば、睡眠負債は大幅に減らせるはずです。毎日の生活でほんの少し気をつけるだけでも効果はありますから、ぜひ続けてみてください。

- ウォーキングなど軽い運動がおすすめ。ただし、体を動かすのは夕方までにしたほうがいいでしょう。
- コーヒーや濃いお茶は、寝る3時間ほど前から口にしないほうが無難です。

・基本的にお酒はあまりおすすめしません。もし飲むとしても寝る前の3時間は避けてください。
・寝る2時間前くらいには明かりを落とし、落ち着いた部屋の雰囲気をつくってください。テレビやビデオの画像を見る場合でも、照明の強いものなどは避けたほうがいいでしょう。
・お風呂はややぬるめのお湯につかって、寝る30分前には出ているように。眠る直前のお風呂は控えて、体の熱を冷ましてから布団に入りましょう。
・部屋の温度は暑すぎず寒すぎず、適温にしてください。
・寝室の照明は消して暗くします。暗いのが苦手な人は、できる限り弱い照明にして眠るようにします。
・快眠の一番の妨げになるのは、無理に寝ようとすること。あせるほど眠りは遠のいてしまいます。自分なりのリラックス法を見つけて、くつろぎましょう。

2章
グッスリ・すっきりの快眠テクニック

シニアが長時間眠れないのは当たり前

「布団に入ってもなかなか寝つけない」

「早く寝ようと思うほど目が冴えて、眠れなくなってしまう」

こんな悩みを持つ中高年は少なくありません。

1章でも書きましたが（P14〜）、睡眠時間が短くなったりするのは人間の自然な生理反応ですから、「若い頃と同じように眠れないのは不健康だ」と、必要以上に気に病む必要はありません。

たとえ短い睡眠時間でも、起きたときに「よく寝た」という満足感があって、昼間の倦怠感がなければ、それは十分に〝快眠〟といえます。

大事なのは、どれぐらいの時間眠ったかという「長さ」ではなく、どれほど気持ち

よく寝たかという「質」なのです。

一番よくないのは、「よく眠れないのはうつ病かもしれない」とか「なかなか寝つけないのは不眠症だろうか？」などと必要以上に気にすること。神経質になって、さらに眠れなくなるケースが多くなります。

なぜなら、私たちの自律神経は交感神経と副交感神経のバランスで成り立っていますが、眠れないと、心身をリラックスさせる副交感神経より、緊張させる交感神経のほうが優位になってしまいます。さらに、眠れないことでイライラすると、不安を感じたときに出るストレスホルモンの「ノルアドレナリン」が分泌されて、ますます神経が興奮してしまいます。**「眠らなければ！」という強迫観念を持つことで、反対に眠りが遠のいていくという皮肉な結果になる**わけですね。

快適な睡眠のカギを握るのは「体内時計」と「体温」

質の高い睡眠を得るうえで大きなカギを握るのは「体内時計」と「体温」です。

「体内時計」とは、一言でいうと、人間が朝に目覚め、夜に眠る、そのリズムをコントロールする脳内の機能です。フクロウが夜になると活動を始め、スズメやリスが昼間だけ活発に活動するのも、アサガオが夜明け前に開花し、ユウガオが夜に開花するのも同じです。すべて生物に体内時計が組み込まれているために起きるのです。

この調整機能は年とともに弱まっていくので、「早朝覚醒」や「中途覚醒」といった悩みを引き起こすわけです。

つぎに「体温」についてです。正確にいうと「深部体温」といいます。体温計で測る表面温度とは別で、脳を含めた臓器など、体の深部の体温を指します。

深部体温（**ここからは体温とします**）**が最も低いのは朝起きる直前で、そこから日中に向けてだんだん上昇し、夕方にはピークを迎えます。**

しかし、エネルギーの代謝を抑えて脳を休ませるため、体温はそこから一気に急降下。その体温の下降中に、眠気を感じるようになっています。なかなかうまい仕組みですね。

実際、お風呂上がりなど、体温が上昇してから下降に向かったときに眠くなった経験がある人も多いのではないでしょうか。

そして、**「最高体温と最低体温の差」が大きければ大きいほど、眠りの質は良くなるのです。**

ところが、**高齢になると最高体温は低くなり、しかも夜間の体温があまり下がらなくなります。**その結果、最高体温と最低体温の差は小さくなり、なかなか良質な睡眠がとれなくなるわけです。

一般に、体の中心部の温度が下がったほうが眠りは深くなり、夜の体温があまり下がらない人は、眠りも浅くなりがちです。

しかも、シニアになると体温のリズムが変化します。一日の体温変化のサイクルが前にずれて体温上昇の時間が早まり、朝早くに目が覚めるようになるわけです。

また、朝の体温の立ち上がりが早くなるだけでなく、夜に体温が下がるのも早くなりますから、結果として夜寝るのも朝起きるのも早くなるわけですね。

このように、**睡眠と「体内時計」「(深部)体温」は切っても切れない関係を持っています。**したがって、この二つを上手にコントロール、あるいはケアすることで、良い眠りを得ることができるといっても過言ではありません。

具体的には、「光」や「香り」といった環境面でのアプローチ、「食事」や「入浴」などの日常習慣でのアプローチ、「簡単なエクササイズや運動」などのフィジカル面でのアプローチに分けられます。

まずは次項で、これだけは知っておいてほしいという「心構え」を紹介し、そこから先は睡眠の悩みを解消し、上質な睡眠を手に入れるための具体的な方法について紹介してみます。

基本中の基本は「無理して眠ろうとしない」こと！

眠れなくて困っているときに、「一日、二日寝なくても死なないよ」などと言われると、「他人事だと思って！」と怒る人もいるでしょう。しかし、2日間も寝ないでいられる人は非常にまれで、たいていは徹夜して一日もたたないうちに眠り込みます。

多くの人が悩むのは、布団に入って30分たっても、1時間たっても眠れないという場合です。つまり、眠れないのになんとかして眠ろうと、布団の中で長時間粘っているわけです。

このように「**眠りたいのに眠れない**」という失敗体験が続くと、無意識に「**今日も眠れないかも……**」**という強迫観念が働いて、いっそう眠れなくなってしまいます。**

そんな場合は、一度思い切って不眠のサイクルを断ち切り、いつもと違う行動をしてはどうでしょうか。すなわち、「よし、眠れないときは無理して寝ないぞ」と決めて、布団にしがみつくのをやめるのです。

まず布団に入って15分。そのまま眠れるか試してみて、もし眠気がないようなら、きっぱりと寝室を出てリビングに落ち着くなり、キッチンに行くなりして一度眠れないことを忘れて過ごします。ただし、テレビやスマホなど光の出る電子機器は、遠ざけておいてください。

そこで、本を読んだり、趣味のことをしたりするうちに眠気を覚えたら、寝室に戻って布団に入ります。もしまた寝室で眠れなかったら、同じことを繰り返すだけです。それでも、どうしても眠れないときは、その日はあきらめて朝まで起きていましょう。次の日は眠くてしかたがないと思いますが、夜は布団でぐっすり眠れるはずです。ちょっと乱暴な方法かもしれませんが、不眠の強迫観念（失敗体験）を追い払うには一番手っとり早いやり方なのです。

こうすれば不眠に対する恐怖がなくなり、何時間も悶々と過ごす不眠ループから脱《ぬ》け出すきっかけがつかめます。

入浴を制する者は睡眠を制する！

「お風呂に入ると、夜ぐっすり眠れる気がする」

「ゆっくり湯船につかるのが一番。シャワーだけでは物足りない」

日本人なら、こんな声にきっと大きくうなずくのではないでしょうか。

私の患者さんでも、**シャワーだけの場合より湯船につかったときのほうが「目覚めがいい」という人が多いのです。**というわけで、快眠のコツを考えるにあたっては入浴も大きなポイントです。

まず、私たち人間の「一日の体温変化」を見てみると、寝る時間が近づくと体の深部体温は下がり始め、反対に体の表面温度は上がります。

昼間働き続けて疲れた脳や臓器がオーバーヒートを起こさないように体温を下げて

休ませるという、体の機能を守るための防御策なのは先に話した通りですが、入浴にはこの一日の生体リズムをサポートする働きがあります。

では、実際にどんな入浴法がシニアの快眠に役立つのか、具体的な方法を説明しましょう。

まず、入浴のタイミングです。**これは寝る1〜2時間前がベスト。遅くとも30分前にはすませておきましょう。**入浴後すぐの就寝では深部の体温が高いままで、かえって眠れません。お風呂を出て、体のほてりがなくなってから布団に入るようにするといいでしょう。

次に、深部体温をしっかり下げるために、シャワーではなく浴槽につかって入浴してください。お湯の温度は40℃前後がおすすめです。

ぬるめのお湯では、シャワーと同じように深部の体温を上げられません。そのため、その後の低下もほとんど期待できません。これでは入浴のメリットがなくなってしまいます。

ただ、42℃以上の熱いお湯では交感神経が刺激され、脳が興奮するのでいけません。

気持ちよく眠るためには、お風呂の温度はぬるすぎず熱すぎず、体に優しい温度をキープしてください。

全身をゆったりリラックスさせるには、**入浴時間は20〜30分くらいは欲しいところ。どんなに時間がなくても、10分以上の入浴時間は確保しましょう。**サッと入るだけの〝カラスの行水〟では、やはり深部体温も上がりません。

しかし1時間を超えるとなると、これは考えものです。30分程度にとどめるのがいいでしょう。

また、寝る前に明るい光を浴びると睡眠ホルモンの分泌が抑えられます。ですから、お風呂の照明は控えめにし、お風呂から上がった後も強い明かりが目に入るのは避けましょう。

静かな音楽を流したり、アロマオイルを垂らして香りをプラスしたり、自分なりのアイデアを活かせば快眠効果はいっそう高まるはずです。お試しください。

つけっぱなしはNG？
――快眠できるエアコン活用術

質の高い眠りを得るためには、きちんとした寝室があったほうがいいといえます。寝室に向かうという習慣が、眠りへ導く条件反射になるからです。**寝室に行くことで、「寝よう」という心の準備ができる**わけです。

しかし、住宅事情によって、そうもいかないこともあるでしょう。そんな場合でも、睡眠に適した室内環境を知っていれば、その環境に近づけることはできます。

まず、考えられるのは、部屋の温度調節です。冷暖房の効きすぎは、ぐっすり眠れそうで、じつはそうでもありません。外界との温度差が7度以上になると、かえって寝苦しくなるものです。**夏は26〜27度、冬なら20度程度がベストの設定**でしょう。

また、見落としがちなのが湿度の調節。外気が乾燥している冬は、エアコンをつけると、さらに湿度を下げてしまいます。すると、風邪のウィルスなどには好条件となり、のどをいためたり、風邪をひきやすくなったりします。**眠るのに最適な湿度は50～60%。乾燥しがちな冬は、加湿器などを利用して、湿度を保つようにしてください。**

逆に夏は、一晩中エアコンをつけっぱなしにしておくと体が冷え切り、かえって安眠できません。寝苦しさの原因は、主に湿度の高さですから、冷房ではなく除湿機能を活用するといいでしょう。**扇風機の風を体に直接当て続けるのも、体の熱を奪うので、絶対に避けてください。**

夏でも冬でも、エアコン、扇風機、電気毛布などを一晩中つけておくのは、ぐっすり眠るためにも、健康の面からも、良くありません。眠りに落ちるまでのわずかな時間、気持ちいい状態にしておけば、良い睡眠が得られるのです。30分から1時間くらいで切れるようにタイマーをセットしておくといいでしょう。

ただし、熱帯夜には、冷えすぎない温度にエアコンを設定して、朝までかけ続けるように推奨されています。途中で止まると、寝苦しくて目が覚めてしまいますし、熱中症の危険もあるからです。

光と音を整えて快眠上手になる！

健康状態や体調の半分くらいは環境に決められているとも考えられます。環境をつくったり選んだりするのは自分の意志ですが、そのあとは環境が長い時間をかけて健康状態や体調を決めていきます。

眠りも同様です。**眠るのは自分ですが、睡眠の質を決めるのは環境といえるかもしれません。**

睡眠の問題で悩んでいると、当然、環境についていろいろ考えるものです。睡眠環境について、正しい知識と方法を知っておきましょう。

◎明るさ ―― 真っ暗だとかえって眠れない理由

まず、明るさについてです。明るさの好みは個人差が大きく、一概には言えないものの、**点滅しない薄明かりが睡眠に適している**とされています。真っ暗闇の中で眠っている人の脳波を計測すると、安眠しにくい状態になっていることがわかっているのです。

これは、地震や火事、なにかに襲われるなどの不測の事態が起きた場合、真っ暗になっていると、とっさに対処できないため、脳が安心して眠れないのだといわれています。

実際、遮光カーテンで外光をシャットアウトし、明かりをまったくつけない状態で寝ていると、たとえば夜中に尿意を催して起きた場合などに、何かにつまずいて転倒する恐れがあります。

つまり、**脳を安心して眠らせるためにも、安全のためにも、常夜灯のような薄明かりをつけたほうがいい**ということになります。

街灯の明かりが部屋の中に入ってくるような場合は、その明るさをカーテンで調整すればいいでしょう。

ただし、ネオンサインや車のライトのような規則性のない光の点滅は、入眠の邪魔になりますし、睡眠の質も低くさせます。遮光カーテンでさえぎるべきでしょう。

◎静かさ ——うるさい電車内で居眠りしてしまう理由

音については、一般的に、**40デシベルくらいの音がしている環境が入眠に最も適しているといわれます。**

40デシベルとは、人が「静かだ」と感じる程度です。具体的には、閑静な住宅街の昼間、図書館内、人のささやき声などが40デシベル前後です。

無音室のようなまったくの静寂は緊張をうながし、かえって眠りにくく、眠っても脳の疲れが取れにくくなってしまいます。

ちなみに普通の会話は60デシベル、走行中の電車内が80デシベルとなっています。ほとんどの人は、この80デシベルあたりから「うるさい」と感じ始めるようです。

図書館に行くと居眠りをしている人を見かけますが、それは40デシベルという適度な環境のせいかもしれません。

うるさいはずの走行中の電車内でも居眠りをしている人をよく見かけますが、理由は図書館の場合とは異なります。

こちらは、ガタンゴトンという音と揺れに、**脳をリラックスさせて眠りをうながす「f分の1ゆらぎ（「ピンクノイズ」ともいう）」というリズムがあるため**です。その証拠に、駅に近づいてガタンゴトンという音とリズムが乱れ始めると、居眠りからハッと目が覚めるのです。

また、電車の音のf分の1ゆらぎに眠りを誘発されるのは、あくまで乗車中に限ったこと。電車や車、工場の騒音は基本的に睡眠にとってマイナスです。

「線路のすぐ横に住んでいるけど、けっこう安眠できている」と言う人が時々いますが、これは慣れただけのこと。長期的な観点からすると、睡眠と脳の疲労回復に対する悪影響はゼロとはいえないでしょう。

防音効果の高いサッシやカーテンなどを利用して、できるだけ「40デシベル」に近づけていきましょう。

低反発？ 高反発？
――シニアのマット選び

マットレス選びに苦労している人もいるかと思います。知っておいたほうがいい低反発と高反発の違いを簡単に説明してみます。

低反発と高反発の違いは「反発力と寝返り力の違い」とも言い換えられます。そもそも低反発マットレスは、アメリカのＮＡＳＡがロケット打ち上げ時に宇宙飛行士が受ける衝撃を和らげるために開発した素材です。

何よりの特徴は「圧力で変化した形が、その後にゆっくり復元する」ということ。この「ゆっくり復元する」というのがポイントです。

つまり、バネのような〝反発力の高い素材〟は押すとすぐに同じ力で返ってきますが、低反発素材は圧力を受けて形が変わっても、すぐには反発せず、ゆっくりと復元することで衝撃を吸収して、体にかかる圧力を分散するわけです。

人間は仰向けに寝ると、お尻と肩甲骨が出っ張っていますから、もし地面など硬いところに直接仰向けになると圧力を分散できずに、出っ張っているお尻と肩甲骨に体重が集中してしまいます。

ところが低反発マットレスなら、圧力のかかりやすいお尻と肩甲骨の形に合わせてゆっくりと復元するので、体全体にかかる圧力が均一に分散され、一ヵ所に圧力がかかるのを防いでくれます。

また、低反発マットレスは体の形に合わせてマットレスが沈むので、まるで体が包まれるような感じがして寝心地は抜群です。

とくに、それまで硬いベッドで寝ていた人にとっては、ふんわり感満点の衝撃的な寝心地になるというわけです。

では、これに対して高反発はどうかというと、高反発マットレスは低反発とはまるで〝逆の発想〟でつくられた素材といえます。


その一番の特徴は、寝返りの打ちやすさと優れた体圧分散性です。

低反発の素材はゆっくり復元するので、マットレスに包まれるように沈みますが、沈んだ状態から寝返りが打ちづらいという弱点があります。

柔らかすぎて反発力が低いマットレスでは、立ち上がるときに反動を利用できず、「よいしょ！」と力を入れないと、起き上がれません。そこで、この弱点を克服しようとして生まれたのが、高反発マットレスというわけですね。

低反発の場合、素材が衝撃を吸収してしまうので、眠っている最中に寝返りを打とうとすると無駄なエネルギーがかかってしまい、翌朝、疲れが残ったりしていました。でも、高反発マットレスは反発力が高くて復元力も強く、一方に圧力がかかると押し返す力が働きます。無駄な力はなしで自然に寝返りが打てるのです。

また、高反発マットレスのもう一つの特徴が、優れた体圧分散性です。高反発素材には、三次元にからまった繊維があらゆる角度から全身の体重を支え、体にかかる圧力を均一に分散する機能があります。反発力は強いのですが、全体の硬さとしてはそれほどでもありません。

では、結論はどうなるのでしょうか。

・低反発マットレスのいいところは、体の形にフィットして、寝心地がふんわりという点。悪いところは、寝返りが打ちづらいという点。
・高反発マットレスのいいところは、体圧分散性が高い、寝返りが打ちやすいという点。悪いところは、寝心地が硬く感じるという点。

しかし、寝心地の良し悪しは本人の好みと感覚次第なので、どちらがいいとは、はっきりいえません。ただ、それぞれの愛用者から聞いてみると、腰痛の人には低反発マットレスを、朝すっきりと目覚めたい人には高反発マットレスをすすめたいという意見が多かったようです。

ひと口に腰痛といっても複数のタイプがあり、腰を反らせると痛い人には低反発がおすすめだが、腰が前かがみになると痛いという人には、むしろ高反発のほうがいいという声もあります。いずれにしても毎日使うものですから、購入の際は必ず試し寝をしておくべきでしょう。

寝つきの悪い人におすすめの万年床

「ベッドに入ってみたが、布団に何かじっとりした感触があると、どうにも気になって眠れない」というケースも多いようです。

夜、寝ているときも、私たちは汗をかいています。なんと一晩でコップ一杯分になるのです。これが布団に吸収されるわけですから、何日も干さないと、布団はジトッとしてしまうでしょう。

休日などには、できるだけこまめに布団干しをしたいものです。よく日光を浴びた布団は、気持ちよく乾いているばかりか、お日さまの匂いまでして、心がなごむものです。

ただ、マンションによっては、ベランダでの布団干しは禁止という所もあります。

そんな場合は、布団乾燥機を活用するといいでしょう。

さて、布団を干す機会がない人には、万年床をおすすめします。しかも、**起きたら、掛け布団を裏返して（肌につくほうを表にして）、敷き布団から離して広げるだけ**です。できれば窓の近くまで布団を引っ張り、窓を開けて、風に当てます。こうすれば敷き布団の上側、掛け布団の肌につく側が風にあたり、吸い込んだ汗がとんでジトッとした感じがなくなるでしょう。

万年床というと、ちょっとだらしないように思えるかもしれませんが、起きてすぐに布団をたたまず、しばらく風や日に当ててからしまうのは、昔からの知恵とされていました。

ベッドを使っている場合、起きてすぐにベッドカバーで覆ってしまうのはいけません。**むしろ、普段はベッドカバーを使わず、掛け布団を半分に折り返して、湿気を放散させたほうがいい**のです。これで、ベッドに入ったときには、さらりと心地よい感触になるでしょう。

「抱き枕」は、おすすめです

ところで、枕はどうでしょうか。最近、注目されているのが、ボディピローともいう細長いクッションのような抱き枕です。

抱き枕を抱いて横向きになると、自然に「シムスの体位」が取れます。うつぶせ気味に横になって、上になったほうの脚を前に出して少し曲げる姿勢です。妊婦が横になるときにも、腰やお腹への負担を軽減させてリラックスできるのでこの姿勢がすすめられます。

普通の横向きや、体を丸めた姿勢で寝ていると、体重のかかり方がアンバランスになって、背骨や骨盤をはじめ骨格がゆがみやすくなります。でも、抱き枕を使うと体重のかかり方が分散され、骨格への負担が大きく減るのです。

また、抱き枕は疲労を取るためにも役立ちます。脚の間に抱き枕を入れることで片方の脚が心臓より高くなり、血液循環がよくなるのです。

寝返りを打ちやすくなるのも、抱き枕の利点です。寝返りはレム睡眠とノンレム睡眠の切り替えのきっかけになる大切な動きですが、アルコールを摂取して眠ったりすると、筋肉に十分な力が入らず、寝返りを打ちにくくなります。

しかし、抱き枕を使えば、寝返りを打ちやすく、飲みすぎた翌朝もすっきり起きられるでしょう。

抱き枕には、不安や寂しさを癒す効果もあります。脳の疲れを取るうえで、これはとても好ましいこと。不安や寂しさは、睡眠の質を悪化させる大きな原因になるからです。

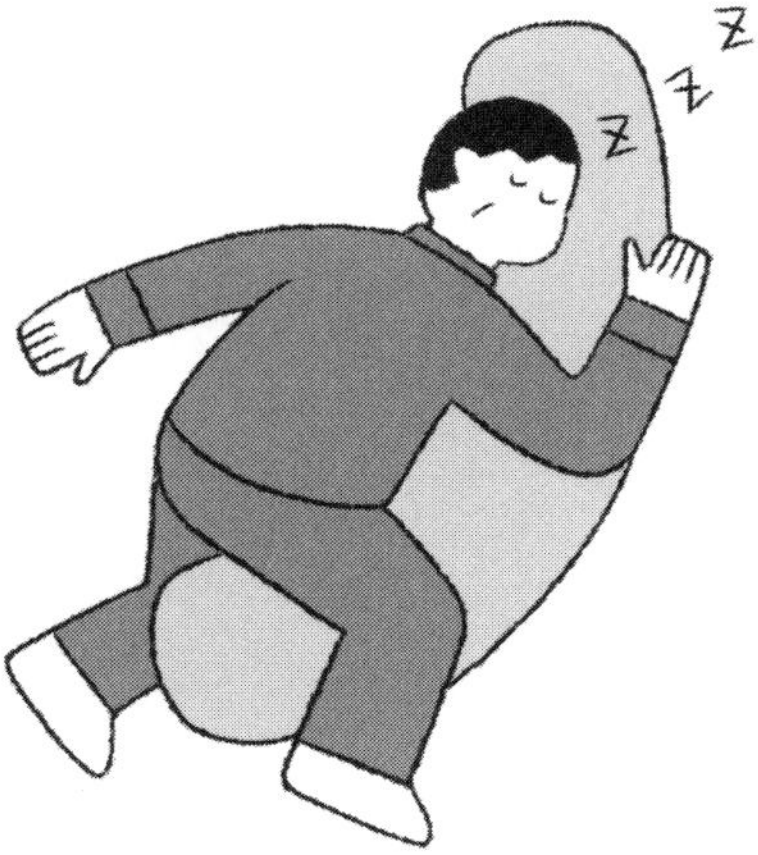

シムスの体位

快眠を得るための寝相チェック

ぐっすり眠れて、朝、すっきり起きている人は、自分の寝相など気にすることもないでしょう。しかし「よく眠れない」とか「睡眠時間は足りているはずなのに疲れがとれない」という人は、自分の寝相を確かめてみることをおすすめします。

眠っているとき、人は心も体も無防備な状態。それだけに潜在的な欲求や感情が出やすくなり、それは寝相にもあらわれます。**つまり、自分がどんな格好で眠っているかがわかれば、精神状態を知るカギになるというわけです。**

アメリカの精神科医のサミュエル・ダンケルは「寝相には、その人の性格や心理状態が反映される」と指摘しました。ここでいくつか紹介しましょう。

①胎児型

横を向いて体を丸め、内臓を守るような寝相。内向的で依頼心が強く、自分の殻に閉じこもりがちな性格をあらわしています。このタイプは、不安や心配事に苛《さいな》まれているケースが多く、大きなストレスとなる前に、問題を早く解決することが安眠につながります。

②王者型

仰向けで「大」の字に寝ている人は、柔軟で開放的な性格の典型。本人に不安や不満はなく、安眠できるのはいいとしても、他人からどう思われているかは疑問。周囲の人に対する気遣いが必要でしょう。

③横向き型

横向きで眠るのは胎児型と同じですが、体を丸めてはいません。常識的で協調性に富んだ性格の持ち主と考えられます。精神状態は安定していて、不眠に悩まされることはなさそうです。

④うつぶせ型

顔をベッドや枕に押しつけて眠るスタイル。几帳面ですが自己中心的で、他人の失敗を許しません。でも、じつはそれがストレスとなり不眠になっているケースも。誰でもミスはするものと考えるといいでしょう。

ひとり暮らしだと、自分の寝相を知るのは難しいかもしれませんが、起きたときにどんな格好をしているかで、ある程度は判断できます。一度、自分の寝姿をチェックしてみてはどうでしょうか。

姿勢の悪さは快眠の大敵

欧米の人に言わせると、「姿勢の悪い東洋人がいたら、それはほぼ確実に日本人だ」とのこと。

要するに「猫背」というわけで、およそシャキッとした姿とはいえません。**じつは見た目がよくないだけではなく、猫背は脳にも悪影響を及ぼします。**

デスクワークに夢中になってしまうと、若い人でもシニアでも、前傾姿勢になりがちです。「いつの間にかパソコンの画面に近づきすぎていた」というケースもあるでしょう。

しかし、そうした姿勢を続けていると、血流が悪化します。その結果、頭痛や肩こり、腰痛に悩まされることになりかねません。

脳は、多くの酸素と栄養を消費する器官といわれますが、いずれも血液によって供給されます。つまり、血流が滞れば脳の働きは低下することになり、仕事の効率が落ちるだけでなく、健康にもいいはずがありません。

また、**猫背は、脳脊髄液の流れや下垂体の働きを悪化させることも知られています。自律神経に影響するともいわれ、その結果として、睡眠の質を低下させる**ことにもつながるのです。

ふだんの生活で猫背でなくても、仕事に集中したり、読書に夢中になったりしていると、姿勢が悪くなる人も少なくないでしょう。そんなときには、ちょっとだけ体を動かすのがおすすめです。

たとえば、一度、立ち上がって腹筋に力を入れ、お腹を引っ込めるだけでも血行をよくする効果がありますし、数分間でも時間に余裕があれば、背筋を伸ばして歩いてみるのもいいでしょう。

日中に、何度かこうした動きをやってみることで、夜の睡眠にもいい影響があらわれるはずです。

腰痛や肩こりの人は寝る姿勢を工夫してみる

体のどこかに不調があると、熟睡できず、それがかえってストレスを招くことがあるものです。そんなときは、ちょっと寝る姿勢を工夫すると、楽に眠れるようになります。さらに、寝ているうちに、腰痛や肩こりなどが緩和されることもあるのです。

症状別のおすすめ就寝ポーズを紹介します。

①肩こり、肩が重い、肩が痛いと感じるとき

枕を替えてみる。肩とほぼ同じ高さくらいの低めの枕を選び、痛いほうを上にして寝る。

②腰痛のとき

仰向けになり、両膝を「く」の字に曲げて寝る。あるいは腰の下に低い枕か、バスタオルを折ったものを入れて寝る。

③胃が痛むとき

体を横に向け、手を胃のあたりに置いて軽く胃の部分をなでるようにしながら寝る。

④頭が痛いとき

枕は大きく、低めのものを使うか、バスタオルなどをほどよい高さに折ったものを枕がわりに使う。両手をバンザイするように頭の上まで伸ばし、そのままの姿勢で寝る。

⑤足がむくんでいるとき

足元を10センチくらい高くして寝る。足元にクッションや折りたたんだ毛布などを置き、足をのせて寝る。

⑥いびきをかきそうで、それが気になって眠れないとき

枕の片側の下に、4、5センチの厚さに折ったタオルを入れて、枕の高さに傾斜をつける。こうして、傾斜の低いほうを向いて寝ると、比較的いびきをかきにくくなる。

良い眠りのためのナイトウェア選び

人間が一晩眠っている間にかく汗は、コップ一杯分といわれます。ナイトウェアに求められるのは、この水分を吸収して放出する働きでしょう。

だからといって、あまり吸湿性が良いと、必要な湿気まで吸収してしまい、肌が乾燥してしまいます。適当な湿度を保ちながら余分な水分は吸収・放出して、体を保温してくれるものが質の良い睡眠をサポートしてくれるのです。

また、何より重要なのが着心地です。私たちは感覚に左右されやすいので、毎日着るナイトウェアには、自分の好みの素材や肌触りのものを選ぶのがいいでしょう。

睡眠中はリラックスした状態が大切です。一晩に何度も寝返りを打つことを考えると、**ナイトウェアは、運動を妨げない、ゆったりとしたものがいい**と考えられます。

全体的にはゆったりとしていても、手首やウェストなどのゴムがきついものがあるので注意してください。

ゴムの跡がつくようなものは避けましょう。睡眠中は血圧が低くなる傾向にあるので、締めつけられた部分があると血行が悪くなり、むくみなどが出るからです。

ゆったりとしたナイトウェアがおすすめの理由は、もう一つあります。それは、**体とウェアの間に適度な隙間ができ、その層が空気の保温効果をもたらすので、体をうまく保温できる**ためです。逆に体にぴったりのウェアだと、汗を吸ったウェアが肌にくっつき、体を冷やしてしまいます。体が冷えては、短時間の睡眠で疲れを取ることはできませんし、風邪の原因にもなりますね。

最近は、部屋着にしているスウェットなどでそのまま寝る人も多いようです。吸湿性に富み、ゆったりとして着心地のいいものなら、いいのですが、一晩着て眠ると汗や皮脂を吸い込んでいるので、こまめに着替えるようにしましょう。

休みの日など、朝起きてそのままのウェアでまる一日過ごし、そのまま寝るようなことがないように。そんな人は、生活自体もだらしなくなりがちではないでしょうか。

目が疲れて眠れないならホットタオルを使う

現代生活では、目を使うことばかりです。スマホを見る、パソコンに向かう、本や雑誌を読む、テレビを見るなど、一日中、目を酷使しています。

「夜遅くまでスマホのチェックをしていて、目が疲れて眠れない」という人がいます。そんな人には、「ホットタオルで目のまわりを温湿布するといいですよ」とアドバイスしています。

ホットタオルの温湿布は、洗面器に熱い湯を入れて、ここに浴用タオルを浸します。たっぷりと湯を含ませてから、タオルの両端をねじるようにして湯を絞ります。目を閉じて、まぶたにこれをあてて、そのまま2、3分おきます。タオルが冷めてきたら、また熱い湯にタオルを浸して絞り、目の部分にあてます。

何回か繰り返すと、目のこわばりが取れてくる感じがあり、やがて眠くなってくるはずです。

タオルを使わなくても、指をお湯に浸してよく温めてから目にあてるという方法もあります。指の温かさを感じるうちに、目の疲れが取れて、よく眠れるようになるでしょう。

ホットタオルは、肩こりや首のこりにも効果があります。肩こり、首のこりを和らげたい場合は、タオルを湯にどっぷりつけて絞り、適当な大きさにたたんだものをビニール袋に入れ、肩や首筋にあててください。

首筋のこりをほぐすには、ホットタオルの入ったビニール袋を枕の上に置いて、タオルを首筋にしっかりあててみます。信じられないほどの気持ちよさが味わえると思います。

ただし、そのまま寝入ってしまわないように注意してください。タオルが冷えてしまうと、かえって、こりが強くなりかねないのです。少し冷めてきたなと感じたら、すぐに首筋から外すようにします。

睡眠不足にコーヒーは有効か？

眠気覚ましの代表といえばコーヒーを思い浮かべる人が多いと思います。コーヒーは、ほかにもリラックスタイムのお供というイメージがあるかもしれません。

でも、睡眠で悩む人は、コーヒーを飲んでいいのかと悩むかもしれませんね。

コーヒーは覚醒作用のある物質の代表ともいえるカフェインを多く含んでいます。カフェインは、神経の興奮を抑制する物質である「アデノシン」の働きをブロックするため、結果的に脳や脊髄などの中枢神経系を興奮させることになります。カフェインを摂取すると、この興奮作用で眠くなりにくくなるのです。

一方で、**カフェインには脳の血流をよくする働きもあります。**脳を活性化させると同時に、脳の疲れを取りやすくしてくれるのです。

しかし、いくら脳の疲れを取るといっても、睡眠による脳の疲労回復には、はるかに及びません。カフェインの過剰摂取は睡眠を阻害することになり、注意が必要です。

では、どの程度までなら眠りに悪影響を与えないのでしょうか。

一般的には「一日あたりのカフェイン摂取量が400ミリグラムまでなら、健康上のリスクはない」といわれています。

コーヒーで考えると、ドリップコーヒー一杯（150ミリリットル）には、およそ90ミリグラムのカフェインが含まれています。

つまり、一日4杯までのコーヒーは健康上のリスクが生まれないことになります。

ただし、これは「健康上のリスク」を考えた場合の量で、質の高い睡眠を得るためにはもう少し減らしたほうがいいでしょう。

ちなみに、カフェインが半減するのは約4時間後です。そこから逆算すれば、**入眠前の4時間以内にコーヒーを飲むのは避けたほうがよさそうです。**また、シニアの場合は、カフェインを分解する肝臓の働きが衰えているのと同時に睡眠自体も浅くなっているため、コーヒーの影響は大きくなります。

なんとなく寝酒に走るのはいけません

「アルコールの力を借りて眠れば、楽だろう」と考える人がいます。
たしかにお酒を飲むと、酔いのせいですぐに眠くなりますね。でも、のどが渇いて夜中に目が覚めたりしませんか。これは、アルコールを分解するために水が必要になるからです。また、ビールなど水分の多いアルコールを飲んだ場合は、トイレに行きたくて起き出してしまったりするもの。そして、そのあとは目が冴えてなかなか眠れない……。

このように、お酒によって寝つきはよくなっても、睡眠の質を考えると、かえって悪くなるケースが多く見られます。

お酒を飲みたいときは、晩酌など、就寝時間よりずっと前にたしなむようにしてス

トレスを解消すれば、眠りにも影響しないと思います。

欧米では、寝酒を「ナイトキャップ」と呼びますが、これは、ベッドに入る前に、強めのお酒を小さなグラスに一杯、グイッと飲むものです。

「ナイトキャップ」は、髪に寝癖がつかないようにかぶる小さい帽子ですが、寝酒の「ナイトキャップ」も小さめのグラスで飲むということなのでしょう。

それくらいの量なら、悪酔いしたり、夜中にトイレに起きたりすることもなく安らかな眠りに導いてくれるわけです。

ただ、アルコールはクセになりやすいので要注意です。最初は、眠れないときに一杯という感じだったのが、いつのまにか逆転して、寝酒を飲まなければ眠れないというようになってしまっては、本末転倒です。そのうえ、少しずつ寝酒の量が増えたりしないように、「ナイトキャップは一杯」と心がけましょう。

寝酒によって安眠を得られるかどうかの効果は、人それぞれ違います。ただ、アルコールには常習性があるということをしっかりと頭に入れておきましょう。

認知症予防にも！一晩一杯の黒酢ワイン

ここでシニアにおすすめのお酒を紹介します。

それは「黒酢ワイン」。酢には、体を温めて心地いい眠りに誘う働きがありますが、そのままでは飲みにくいので、黒酢を赤ワインで割って飲みやすくするのです。

最近の健康ブームで、黒酢はいろいろなところに登場しています。本来、黒酢は天然醸造の米酢を壺《つぼ》の中などで完全に発酵させたものです。**普通の酢とは比べ物にならないほど風味がよく、血液の浄化作用や血行促進効果も優れています。**

また、**赤ワインは、赤ワイン健康法なるものが話題になったほどで、これに含まれるポリフェノールは抗酸化作用に富み、心臓疾患や動脈硬化を抑える働きもあります。**

さらに、最近の研究では、赤ワインにアルツハイマー型認知症の予防効果があるとわかってきて、黒酢に負けず劣らずの中高年の救世主といっていいでしょう。

黒酢1に赤ワインを3の割合で混ぜ合わせます。これにお湯を適量そそぎ、レモンの絞り汁、ハチミツを加えて軽く混ぜます。寝酒として、小さめのグラスに一杯飲むと、体がほどよく温まり、赤ワインの酔いも加わり、スーッと眠りに誘われるでしょう。

お酢が苦手な人も、だまされたと思って一度試してみてください。お酢独特の鼻をつくようなすっぱさは緩和されて、意外と飲みやすくなっています。

黒酢ワインは、眠れない夜のためだけでなく、毎日の寝酒の習慣にしてもいいでしょう。**半年もすると、血圧が高めだった人の値が下がってきたり、肥満気味だった人の体重が減ってきたりする**など、安眠以外に、健康状態も良い方向へ向かっているのに気がつくはずです。

大量の飲酒は肝臓の機能を低下させるなど生活習慣病を招くきっかけになりますが、毎晩一杯の黒酢ワインは、良い眠りに加えて生活習慣病や認知症の予防効果をもたらしてくれる魔法の飲み物といえるかもしれません。

夕食は寝る3時間前に!

「空腹で眠ると、夜中にお腹がすいて目が覚めそうだし、かといって満腹では苦しいし、太るのも困る。寝る前の食事はどうしたらいいかな」

こんなふうに悩んでいる人も多いのではないでしょうか。

とくにお腹がすいて眠れなかった経験のある人は、空腹に対する恐れが強く、「とりあえず、お腹がペコペコの状態では寝ない」と決めている人も少なくありません。

それでは、満腹と空腹のどちらが、寝る前の状態としてはいいのでしょうか。結論からいえば、極端な満腹も空腹も両方ダメです。

もちろん、そんな当たり前の答えだけでは問題の解決に近づけませんね。そこで、睡眠と食欲の関係や、眠りの生理学をちょっとお話ししましょう。そうすれば、食習慣そのものを見直せるはずです。

まず、空腹で眠れない理由を聞くと、ほとんどの人が「夕食から時間がたってお腹がすいてしまったから」「お腹がすくと目が覚めるから」と答えますが、実際の理由はそれだけではありません。

空腹で眠れないのは、脳内の神経伝達物質「オレキシン」のせいです。空腹時の脳を覚醒させ、目を覚まさせてしまうのです。お腹がすいて目が覚めてしまうのも、このオレキシンのせいなのですね。

つまり、オレキシンが活発に働いているときは寝つきが悪くなり、睡眠の質も低くなるため、空腹時に寝るのはよくないといわれるわけです。

一方、お腹がいっぱいの状態でもよく眠れないのはなぜでしょうか。

満腹の状態では、胃の消化活動にエネルギーが多く使われ、ゆっくり体を休めてリフレッシュさせることができません。そこで、**睡眠に悪影響を与えないためには、夕食を寝る3時間前に終わらせておいたほうがいいでしょう。**

また、質のいい睡眠をとるためには、刺激の強い食品や消化の悪いものを控えたほうが無難です。

このように、極端な満腹や空腹は避け、食べてから数時間後に眠りにつくのが安眠のためのルールと覚えておきましょう。

もし夕食後にお腹がすいたら、無理に我慢せず、消化のいい軽食をとると安眠につながります。たとえば、バナナやリンゴなどの果物やヨーグルト、白身魚や豆腐など高たんぱく・低脂肪の食品です。

反対に、ポテトチップスやケーキ、チョコレートなど、糖分や脂肪分が多いものはいけません。とくに揚げ物など脂肪分が多いものは、消化に時間がかかり、肥満にもつながるので、寝る前に食べるのはタブーです。

寝る直前にお腹がすいたら、ホットミルクや温めた豆乳、アーモンドミルクなど、胃に負担をかけない飲み物をゆっくり飲むのもおすすめです。

シニアのための快眠ウォーキング術

「快眠には適度な運動が必要でしょう。だから毎日頑張って、1万歩は歩くようにしています」

「運動後は熟睡できるような気がするから、毎日のウォーキングは欠かしていません」

健康を気づかう人の間では、よくこんな会話が聞かれます。でも、最近は「運動のやりすぎは、かえって弊害が多い」という専門家の報告があり、毎日1万歩をめざして歩く〝中高年ウォーカー〟に衝撃を与えました。

「過ぎたるは及ばざるが如し」です。私も、歩けば歩くほど健康にいいというのは根拠がないと思っています。クリニックに来る方にも、過度のウォーキングは注意したほうがいいと話しています。

若い頃には問題がなくても、年齢とともに体が悲鳴をあげ始め、関節など弱い部分に痛みが出てきます。ですから、ある程度の年齢になれば、そういう自分の体の弱点にも注意しましょう。

また、睡眠とは切っても切れないのが「人間の体温」です。起床後、だんだん体温が上がって夕方にはピークに達し、夜から早朝にかけて体温がどんどん下がっていくのが通常のパターンですが、年を重ねると体温のリズムも乱れがちに。

なかには夕方になっても体温が十分に上がらず、起床時より就寝時のほうが、体温が低くなってしまう人もいます。

そして、実際に、起床時より就寝時の体温が低いという人の中に、不眠に悩む人が多いことがわかっています。

「不眠は認知症の原因になる」ともされていますから、睡眠を正常化することはとても大切です。不眠や認知症の予防のためにも、免疫力アップのためにも、体温のコントロールは欠かせないのです。

そこで、体温をコントロールするのに何が重要かといえば、それは人体最大の「熱生産工場」である〝筋肉〟です。

年を重ねても、若い頃と同じような体温リズムを刻むことができれば問題はないのですが、筋肉が衰え、体温のリズムが乱れることから病気が引き起こされるケースが多いようです。

不眠や認知症を予防したかったら、まずは適度なトレーニングで筋肉を鍛え、体温のリズムを守るのが正攻法というわけですね。

ただし、中高年になると、従来いわれていた一日1万歩ではトレーニングの限度を超えてオーバーワークになってしまいます。**一日8000歩くらいのウォーキングという範囲内で気軽にやってみてください。**

ちなみに、もの足りない人は少し速めのウォーキングでもいいでしょう。感覚的にはやや〝急ぎ足〟を意識して歩くのですが、一緒に歩いている人と会話ができる程度のスピードです。「少し汗ばむくらいの速さ」と覚えればわかりやすいと思います。

これで眠れる！布団の中の「リラックス体操」

ささいなことが気になって寝つけない。そんな夜は誰にでもありますね。ただ、気にしないようにと思えば思うほど気になるのが人間心理で、こんな精神状態では、なかなか眠れそうにありません。

こういうときは、**じっと心を安定させようと努力するより、まず体をリラックスさせるのが得策**でしょう。

体をリラックスさせれば、それに連動して不思議と心もリラックスしてくるもの。緩やかに体を動かして血流をよくすれば、自然と眠気を感じるようにもなります。

ただし、夜中にする体操ですから、**ゆっくりしたペースで静かにやるのが原則**です。

布団の中でできるリラックス体操のやり方は次の通りです。

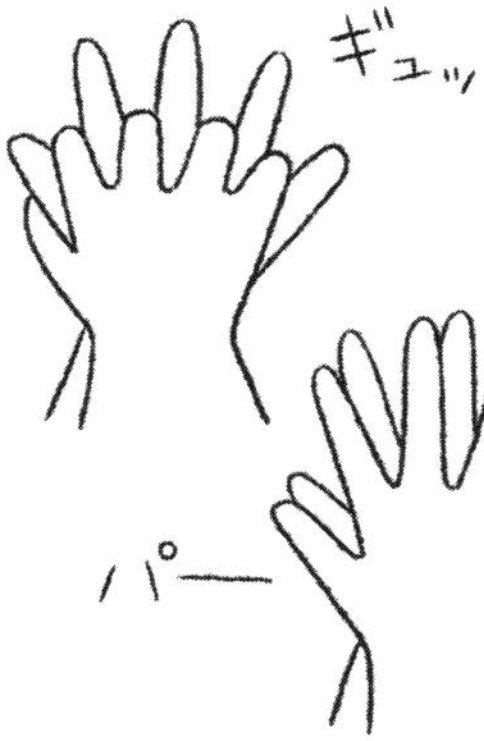

① 手を握って開く

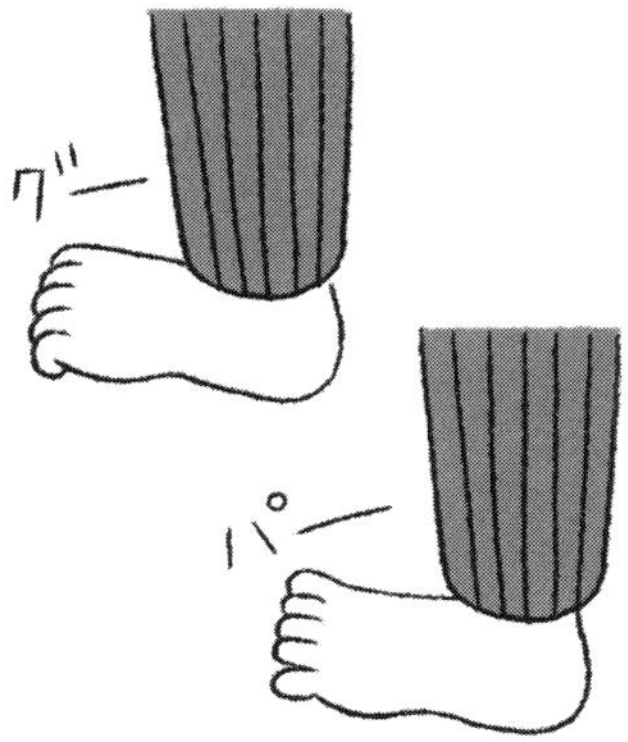

② 足指を動かす

①手を握る、パーにするを交互に

布団に仰向けに寝ます。利き手で反対側の手のひらをギュッと握り、次の瞬間、両方の手のひらを一気に開いてジャンケンのパーの形にします。この動作を左右交互に何回か繰り返します。

②片足ずつ、グー・パーに

片足ずつ、ジャンケンのグーからパーを繰り返す要領で指を動かします。コツは、猫の足のイメージで指に力を入れて縮め、そして次に力を抜いてパッと足の指を開きます。これを何回か繰り返します。

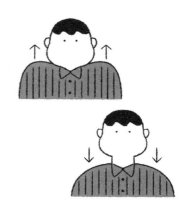

③肩の上げ下げ

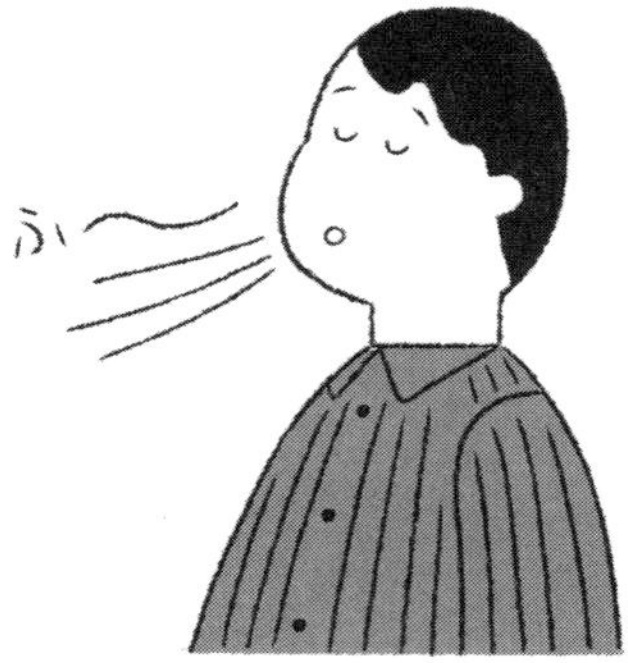

④ラストは深呼吸

③肩をすくめる

今度は肩の番です。首をすくめるように両肩を上げ、次の瞬間、フッと力を抜いて肩を落とします。これも何回か繰り返してください。

④深呼吸

最後は深呼吸です。深く息を吸い込み、息を止めて数秒間そのままにして、ゆっくりと息を吐き出します。これも何回か繰り返しますが、呼吸は腹式呼吸を心がけましょう。

コツとしては、手を動かしているときは

手に、足の指を動かしているときは足に、肩のときは肩、呼吸のときは呼吸に意識を集中するようにします。

瞑想《めいそう》の状態に近づける感じで、全身の血のめぐりを感じてください。

心を悩ませるあれこれがあるときは体も緊張しています。あっという間に終わるリラックス体操ですが、終わる頃には気分もすっきりしているはず。「ダメでもともと」くらいの軽い気持ちでやれば、かえって効果は大きいでしょう。

元気な脳を取り戻す足裏の二つのツボ

指圧やマッサージは、もともと、心や体の変調を正し、健康増進と病気治癒を目的とした「治療法」でした。その医学的効果は近年、あらためて見直されています。

また、指圧のツボが、充血や発熱の消失、血糖値の低下、胃腸の蠕動《ぜんどう》運動のコントロールなど、体にさまざまな影響を及ぼすことが、科学的に証明されています。

なかでも指圧は、指や専用の棒などで簡単にできますから、睡眠の質を高めて脳の疲れを取るために積極的に活用したいものです。

おすすめは、足の裏の二つのツボ刺激です。

足の裏は「全身の縮図」といわれ、刺激することで全身の血流がよくなるとわかっています。また、指で簡単に刺激できるので、疲れていてもすぐにできるでしょう。

①湧泉《ゆうせん》

足の指を内側に曲げるとくぼみができるあたりにあります。体力や気力を高めて全身を健康にする万能のツボです。靴下の上から押しても効果があります。

湧泉にはリラックス効果もありますから、たとえば疲労で目が冴えて眠れないときなどは、湧泉を刺激しましょう。

もっといいのは、お湯で濡《ぬ》らしたブラシで、湧泉を中心に円を描くように足の裏をこすることです。エネルギーの循環路である「経絡《けいらく》」が、湧泉からかかとに向かって走っているために効果が高くなります。

また、**湧泉には自律神経を整える効果もあります**から、冷え性で眠れない人はぜひ試してみてください。

②失眠《しつみん》

かかとの中央の少しへこんだところにあります。神経のたかぶりをグッと抑えて眠気を誘うツボです。

「寝つきがよくない」「眠りが浅い」「ちょっとしたことで目が覚め、そうなるとなかなか寝つけない」という人は、失眠のツボをしっかり押してください。

失眠には眠りの質をコントロールする働きもあり、漢方医療では、ここにお灸《きゅう》をすえて治療します。

指圧するのもおっくうなほど疲れているときは、市販の温感湿布を適当な大きさに切って貼りつけても、ある程度の効果があります。冷感湿布では足が冷え、かえって眠りにくくなるので注意してください。

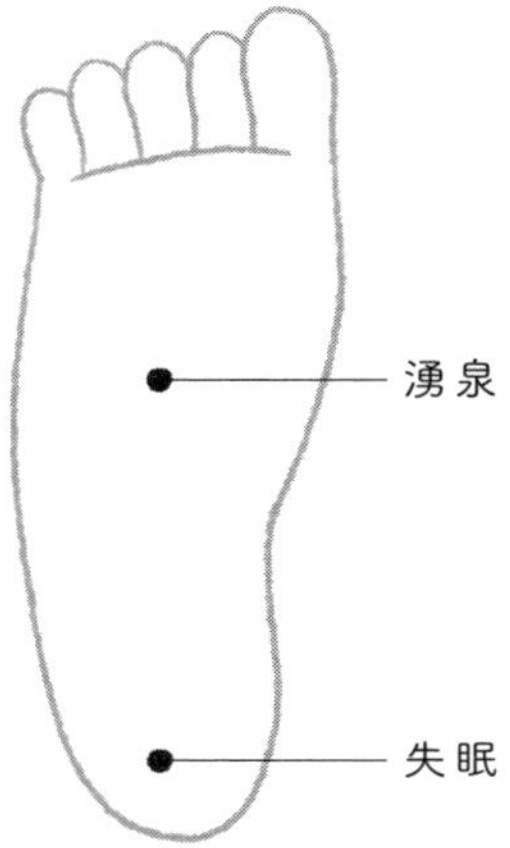

眠りに効く足のツボ

マッサージで足の疲れを取り、グッスリ眠る

足の裏には、全身の機能に関連したツボが集中しています。

これは、足の裏に鋭敏な感覚がはりめぐらされていることを意味します。ですから気持ちがたかぶってなかなか眠れそうにないときは、足の裏を温湿布すると、たかぶりがおさまり、短時間でもぐっすり眠れます。

温めるのに、ホットタオルを使っても、市販の温湿布剤を適当に切って使うのもいいでしょう。足の裏、とくに土踏まずを中心にしたあたりを湿布します。湿布する前に、前項で紹介した「湧泉」という、全身の健康に影響をもつツボを刺激しておくと、いっそうの効果があるでしょう。

また、足の指の腹をピンポイントで湿布するのもいい方法です。**とくに、足の親指**

の腹が疲れていると、自律神経の働きやホルモンの分泌がうまくいかなくなるのです。

自律神経のバランスの崩れは、睡眠の質に大きくかかわるので注意しましょう。

また、足全体が疲れているときも、なかなか眠れなくなります。「よく歩いたな」とか、「今日は一日中立ちっぱなしだったな」など、足が疲れていると感じたら、疲労物質がたまらないように、足の血行をよくするマッサージをするといいでしょう。

まず、両手のひらで、ふくらはぎをはさんで、軽くたたくようにします。

次に親指と残りの四本の指でふくらはぎをはさみ、軽く力を入れて下から上へ、下から上へと血の流れがよくなるようにさすり上げます。さらに、かかとをつけて足を伸ばしたまま、足の指先を垂直に立てたり、水平にしたりを繰り返します。

また、親指と人差し指で、むこうずねを下から上へともみほぐしていきます。このとき、親指の腹で螺旋《らせん》を描くようにマッサージしていくと効果的です。

マッサージで足の疲れが取れてだるさが解消すると、全身がリラックスして、質の良い眠りにつけるでしょう。

寝室のレイアウトで「眠りの質」が大きく変わる

「たまには模様替えをしたい」と思っても、寝室のレイアウトを変えるのはなかなか大変です。布団を敷いて寝る場合はそれほど面倒ではないのですが、大きなベッドの位置を動かすとなると大仕事で、配置にも頭を悩ませてしまいます。でも、このレイアウト次第で睡眠の質が大きく変わるとしたら、無関心ではいられませんね。

ここでは熟睡できる正しいベッドの位置と、寝室で守ってほしいレイアウトの法則を紹介します。模様替えの機会があればぜひ試してみてください。

①ベッドの位置は頭が壁に向かうように配置

頭が窓に向いていると、早朝から枕元に朝日がダイレクトに差し込んで、眠りを妨げてしまうからです。とくに頭を壁に向けなくても、頭が窓に向かうことだけは避けたいものです。

ただ、間取りや日当たりによって条件はさまざまですから、もし移動が無理なら、遮光カーテンで日差しをさえぎる手もあります。一番安眠しやすいのは、部屋の角に頭が向かっている状態なので、そのようにベッドが配置できればベストです。

②寝室の動線はスマートに

部屋の中を移動したときの動線が整理されていれば、就寝する前の動きが無駄なくスムーズになって、ストレスを感じません。

そういう意味では、部屋の真ん中をベッドが占領していたり、ベッドを横切らなければ奥に移動できなかったりするようなレイアウトはよくありません。

つまり、**動線の点からも、ベッドの位置は壁際がベスト**なのです。ほかの家具もできるだけ壁際にまとめて配置すると、動線がすっきりして寝室が快適になります。

ただ、クローゼットやタンスなど収納スペースの前には必ず90センチ以上の空間を確保したほうがいいでしょう。引き出しを開けるたびに背中がつかえるようなレイアウトや、洋服ダンスの扉が半開きにしかならないようでは、着替えや就寝前の準備が面倒で、快適な眠りも難しくなりそうです。

マイクロスリープは体からの警告

睡眠不足や疲労がたたって、車の運転中に睡魔に襲われ、ほんの数秒、意識が遠のいたという経験はありませんか。

いわゆる「マイクロスリープ」状態の可能性が高く、そのまま運転し続けるのはあまりにも危険です。

マイクロスリープは、数秒から数十秒で眠気が解消されるケースも少なくありませんが、時速60キロメートルで走っている車は、一秒間に17メートル走りますから、ほんの一瞬の眠りでも事故につながりかねません。

運転を代わってもらえる同乗者がいれば、すぐに交代してもらいましょう。一人で運転している場合は、とにかく安全な場所に車を退避させて、休息や仮眠をとる必要があります。

また、デスクワーク中に、フッと眠気に襲われることはありませんか。さすがに、車の運転のように命にかかわるわけではないにしても、やはり、ひと休みしたほうがよさそうです。

マイクロスリープの原因はさまざまで、睡眠不足や精神的疲労のほかにも、抑うつや睡眠時無呼吸症候群などが挙げられます。マイクロスリープが恐ろしいのは、普通の睡眠が、ゆっくりと眠りに入っていくのに対して、突然、睡眠状態に陥ること。つまり、ほとんど前触れもなく眠ってしまうのです。

さて、仕事が忙しかったり、あるいは昇進試験や資格試験直前の頑張らなければならないときに、真っ先に削られてしまうのが睡眠時間でしょう。「今が頑張りどき」と、眠い目をこすりながら、ついつい頑張ってしまうものです。

しかし、人間の体はよくできたもので、頑張っているさなか、瞬間的に眠ってしまうことがあるのです。じつは、これもまたマイクロスリープで、いってみれば、限界を超えそうになると、脳が「休め」の指令を出し、強制的に眠らせているといえそうです。

となれば、マイクロスリープが起こるまでは、仕事や勉強に取り組んでいても大丈夫と考え、安心して集中できるというわけです。「徹夜してでも仕上げなければならない」となったら、そのときは頑張るしかありません。

ただし、ふだんから徹夜をしない人は、いったん目をつむってしまうと朝まで起きられない可能性もあります。いわゆる「寝落ちしたまま朝を迎えてしまう」状態です。

そこで、あまりおすすめはできませんが、万が一、危急存亡の事態であれば、スマホのバイブレーション機能を利用して、数分おきに作動するようにセットしておき、寝落ちしても起こしてもらうという手段もあります。さすがにオフィスで目覚まし時計を鳴らすわけにもいかないでしょうから。

もちろん、危機的状況を乗り越えたら、ふだんの生活に戻してください。規則正しい睡眠こそ健康の源であるのはいうまでもありません。

疲れのバランスをとって安眠へ

還暦を過ぎても、ほぼこれまでどおりに仕事を続けながら活躍している人もいれば、完全にリタイアしなくても、ある程度セーブして余暇の時間を有意義に過ごす生活を楽しんでいる人もいます。

リタイアした人でも、アクティブ・シニアと呼ばれる人が増えているそうです。常にアンテナを張っていて、興味深いイベントなどを見つけると積極的に出かけて行ったり、面白そうと思うものに果敢にチャレンジしたり……。たしかに、時間と健康と多少の経済的なゆとり、そして、やる気と行動力があれば、誰にでもできそうです。

そして何より、頭を使い、体を動かす生活をしていると、精神的にも肉体的にも適度に疲れますから、夜はぐっすり眠れるはずです。

じつは「疲れが取れない」という人の場合、日中の精神的な疲れと肉体的な疲れとのバランスが崩れている可能性があります。

仕事や車の運転などで、精神的には疲れていても、体そのものは、それほど疲れていないときなど、いざ眠ろうとしても、目が冴えて、なかなか寝つけないケースは珍しくないでしょう。しかし、そんな状態が続けば、睡眠不足がたたり、健康を害することになりかねません。

これを解消させるには、あえて肉体的な疲れを自分に課すことです。激しい運動でなくてもかまわないので、日中に、ラジオ体操やテレビ体操をしたり、ちょっと長めの散歩をしたりといったあたりがおすすめです。

もし、「一日中パソコンの画面とにらめっこ」とか、「一日中テレビを見ているか、本を読んでいるか」という生活で、「夜、眠れない」と悩んでいる人は、数時間に一度でも、イスから立ち上がり、柔軟体操をするといいでしょう。

一日に一度、少しでも体を動かす習慣を身につけておくと、年を重ねてからの健康に大いに役立ちますよ。

3章
心を整えて
ゆったり眠る

アロマテラピーは快眠に効く？

花や香草などから抽出したオイルは、とてもよい香りがします。それをかいで心身を健康に保つ療法が「アロマテラピー」です。

その効果は生理学的に証明されています。よい香りをかぐと、脳全体の緊張をほぐす働きがあるのです。

針葉樹の精油に含まれる香料を使った実験では、入眠までの時間の短縮、中途覚醒の減少、総睡眠時間の延長、さらに睡眠効率の向上効果まであることがわかっています。

アロマには、フローラル系、ハーブ系、柑橘系、樹木系など数多くの種類があり、作用もさまざまです。そこで、睡眠や脳に関連する代表的なアロマをいくつか紹介しておきましょう。

・安眠したい

オレンジ、カモミール、クラリセージ、ネロリ、プチグレン、マジョラムなど。

・すっきり目覚めたい

イランイラン、カノコソウ、カモミール、ジュニパー、ゼラニウム、ハナビシソウ、ユーカリ、ラベンダーなど。

・不安や緊張を解きたい

カミツレ、クラリセージ、ジャスミン、バジリコサイプレス、マジョラム、ラベンダー、レモンバーム、ローズマリーなど。

・イライラを忘れたい

イランイラン、カミツレ、ローズ、マジョラム、レモンバームなど。

・落ち込みから抜け出したい

バジル、ジュニパー、ローズマリーなど。

こうした植物などから抽出した濃密なオイルを、エッセンシャルオイルと呼びますが、1キロのダマスクローズオイルを抽出するためには5トンもの花びらが必要といわれます。

ですから、**ほんの少量使うのがアロマテラピーのコツです。**むせるほど量を使うと刺激が強くなりすぎて逆効果です。オイルの使用が、香りを感じられないほどわずかでも、睡眠の質が向上したという研究もあります。匂うか匂わない程度の微量でいいのです。

たとえばカップに熱湯を注ぎ、オイルを1滴たらすだけで部屋中に香りが広がります。安眠したい場合はティッシュやコットンにごく少量たらして枕元に置くといいでしょう。

また、浴槽に3~5滴たらしてよくかき混ぜれば、アロマバスになります。ただし、ベルガモットやペパーミントのように肌への刺激が強く、アロマバスに使用するのは適当でないオイルもあるので注意しましょう。

安眠へと導く音楽を知っていますか

「適度な音や音楽があったほうが眠りやすい」という人もいるでしょう。私自身もそれは素敵なことだと思います。

そんな人におすすめなのが、環境音で構成された音楽です。

環境音楽、あるいはヒーリングミュージックというジャンルで探すと、お気に入りの音源が見つかると思いますので、小さめの音量で流すといいでしょう。

川のせせらぎの音や、小鳥のさえずり。これら自然の奏でる〝音楽〟は一定のようでいて、予測できない、なんとも不規則なゆらぎを持っています。それが「f分の1ゆらぎ（ピンクノイズ）」です。

規則的なものと不規則的なものが調和した状態のf分の1ゆらぎが、副交感神経を

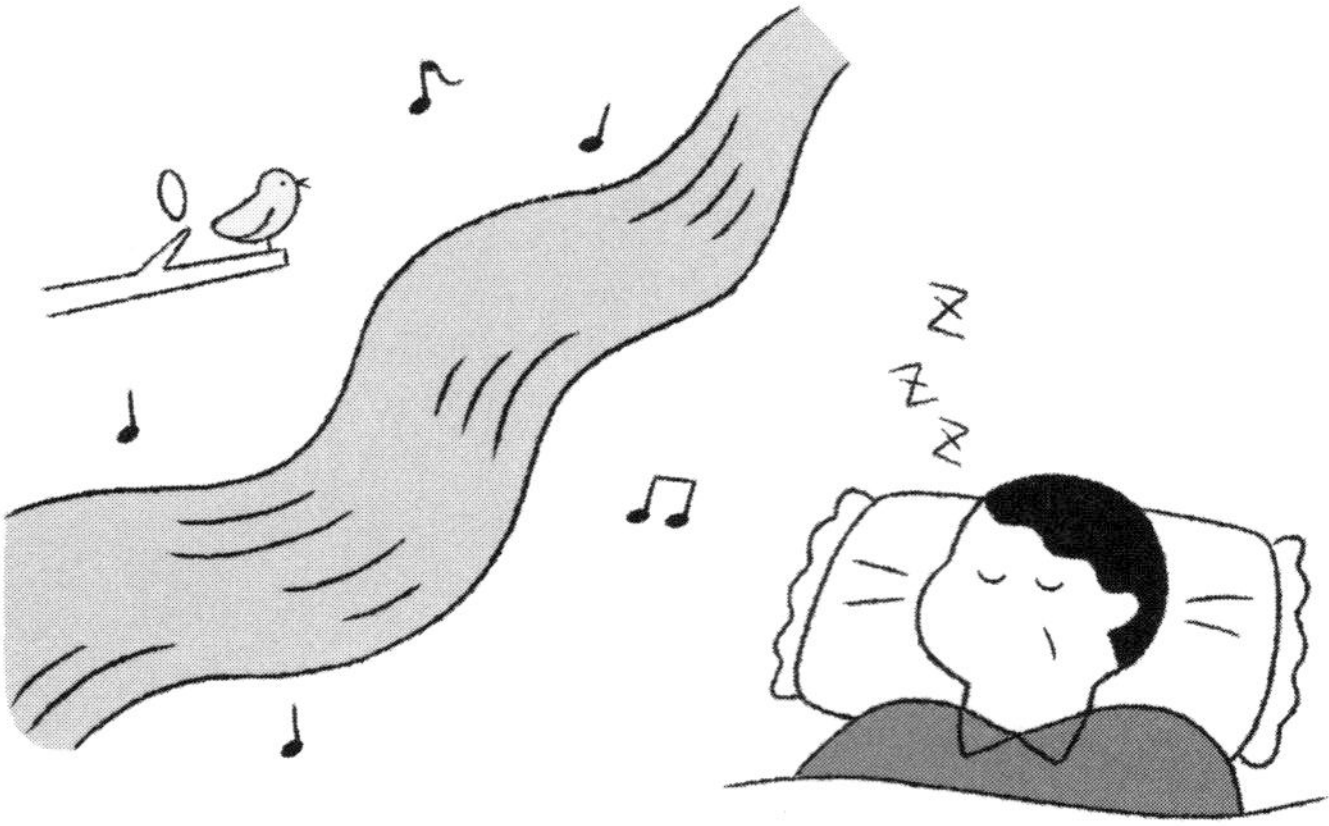

「f分の1ゆらぎ」の音

優位にして安眠に導いてくれるのです。

自然音のヒーリングミュージックのほかにも、おすすめなのがクラッシック音楽です。これは有名な話ですが、クラッシック音楽にもf分の1ゆらぎを持つ曲が多く、とくにモーツァルトの曲はリラックス効果が高いといわれています。

他にもブラームスやショパンの「子守歌」をはじめ、バッハの「G線上のアリア」、ドビュッシーの「月の光」なども同様の効果を持っているといわれていますから、聴いてみて、自分に合った音源を見つけて安眠に役立ててください。

ふわふわ柔らかい感触に触れる

仕事や日々の生活で、イライラと心が波立つ日があります。そんな日には、ふわふわとした感触のタオルなどを手に持ち、その手触りを楽しむといいでしょう。手にするのは、ふわふわした感触のものなら、ぬいぐるみでも毛布でも、何でもいいのです。

アイルランドでは、昔、子どものポケットに野ウサギの尻尾を切り取ったものを入れておく習慣がありました。子どもは、寂しくなったり、心細くなったりしたとき、ポケットに手を入れ、ウサギのふわふわした毛皮の感触を確かめるのです。こうするとホッとして、心が安定することを経験的に知っていたようです。

動物行動学者のデズモンド・モリスによると、チンパンジーの赤ん坊は、ふわふわ柔らかな感触のものに触れて心を慰めることが明らかにされています。次のような有名な実験をしたのです。

チンパンジーの赤ん坊をケージに入れ、ミルクが出る金属的な機械と、ミルクは出ないがふわふわの毛皮状のものの二つを仕込んでおきました。すると、何かの音などにびっくりすると、ふわふわしたものに抱きつくことがわかりました。

さらに観察を続けると、空腹になるとミルクが出る機械に近寄ります。そして、ミルクを飲んでお腹が満たされると機械を離れ、ふわふわのほうに行ってしまうのです。

この実験は、何度繰り返しても同じ結果が出ました。チンパンジーの赤ん坊は、母親から引き離された心細さを、ふわふわのものにすがりついて解消しているのでした。

さすがに、人間の赤ん坊での実験はありませんが、アイルランドの習慣を見ると、人間もまた、ふわふわなものに触れると心を慰められるのではないでしょうか。

部屋に大きなぬいぐるみを置いている人もいるようですが、ぬいぐるみに触れて、寂しさや心細さなどを紛らわせているのでしょう。

アイルランドの習慣を見習って、ふわふわしたものに触れながらベッドに入ってみてはどうでしょうか。

寝る前に笑うと眠れる

よく笑った日は短時間でぐっすり眠れるといったら、「笑うのと眠るのと、どういう関係があるの？」と思われるかもしれませんね。

じつは、笑いと良い眠りには深い関係があります。

笑顔をつくり、心が楽しくなると、胃の血管の収縮や胃液の分泌が活発になって内臓の筋肉も鍛えられます。また、大きく笑うことで血行がよくなり、体温が上昇します。この体温の上昇が、良い眠りを誘うのです。

笑うということは大きく息を吸い大きく息を吐くことです。人間は呼吸によって血液にたくさんの酸素を取り入れ、体内の老廃物を吐き出しています。つまり、笑いは深呼吸しているのと同じというわけです。

深呼吸は自律神経のバランスをとるのに大きな効果をもたらします。自律神経のバランスは眠りを司るポイントになっているので、笑いが眠りに大きな影響を与えるのです。

短時間で良い眠りを得るためには、寝る前3時間くらいの間に、大いに笑うように。友だちや家族と談笑するのでも、テレビのお笑い番組を見るのでもかまいません。おかしかったら、まわりに遠慮せずに大きな声を出して楽しげに笑うと、その晩は短時間でぐっすり眠れるはずです。

ほかにも、笑うことで、関節リウマチの痛みを和らげたり、血糖値の上昇を抑えたりすることができるともいわれています。おかしいことがなくても、笑顔をつくるだけでもいいのです。笑顔をつくると、楽しいことがあったのだ、幸せだなあと脳が勘違いして、ほんとうに笑ったときと同じ効果を発揮するからです。

だから、寝る前の議論や討論はやめましょう。

毎日の生活の中で、意識して笑うようにしたり、笑顔をつくったりしていると、人間関係も円滑になり、幸せに感じるようになるでしょう。そして、短時間でぐっすり眠れます。笑うことは、一番簡単な幸せへの手段といえます。

気になることがあって眠れないときは

寝ようとしても、今日一日のことをあれこれと思い出し、寝つけないことがありますね。とくに何か失敗があったときは、心にひっかかり眠れなくなりがちです。

たしかに、大事な試験や仕事の失敗をひきずるなと言われても、難しいでしょう。

でも、いくらひきずっても、やり直すのは不可能。クヨクヨしても仕方ないのです。

「同じ失敗を繰り返さないためには、心に刻んでおく必要がある」「しっかり反省しなければ」と言う人もいます。物事をきちんとこなす責任感が強いタイプの人ほど、そう考えるようで、「いつまでもクヨクヨ考えすぎないように」とアドバイスをすると、「よし、頑張って忘れよう」「忘れるように努力します」などと言い出します。

でも、これは逆効果です。**人は、忘れよう、忘れようと思うほど、逆に忘れられな**

くなるものだからです。

そこで、ベッドに入ったら、失敗やうまくいかなかったことは考えないようにしてください。**複数の情報がインプットされたとき、最後の情報が最も強い印象を与えて記憶に残りやすい「終末効果」という心理がある**からです。

そのうえ、**人間の記憶は睡眠中に定着するとされています。**寝る前にクヨクヨしていると、本来なら忘れるべき失敗が頭から離れなくなってしまいます。

しかも、ネガティブなことを考えながら眠りにつくと、脳が興奮して、質の高い睡眠もとれなくなります。脳と体の疲れが取れなければ、すっきりと目覚めることができず、気分は落ち込むでしょう。こうして負のスパイラルに陥る人は珍しくありません。

こんな**負のスパイラルを避けるために効果的なのが、言葉の言い換え**です。たとえば、誰かに怒られたとしたら、「怒られた」と考えず、「私のことを思って忠告してくれた」と置き換えてみましょう。失敗したときは、「うまくいかない方法を見つけた」と考えればいいのです。

この言い換えが習慣化できれば、気になることをひきずらずに安眠できるでしょう。

イヤなことを忘れる紙破りセラピー

日常生活でイヤなことがあってストレスがたまると、いけないとはわかっていても、近くの人に八つ当たりしてしまうことがあるでしょう。

なんと、スペインでは自動車に八つ当たりするというストレス解消法があるとか。自動車を破壊して、たまったストレスを発散するというのです。日本にも皿を割ってストレスを解消する「皿割りセラピー」があります。

このように、何かを壊して心のバランスを取り戻す治療法を「破壊セラピー」といいます。これは「代償行為」という行動です。心理学的にも効果があるのがわかっていますが、実際にやると、お金も手間もかかります。

そこでおすすめしたいのが、紙を利用した「紙破りセラピー」なのです。イヤなことがあったら、紙に書き出して破るだけです。

紙を用意したら、できるだけ太い字で、イヤだったことを書き出します。たとえば、「これ以上つき合えないと言われた。ごめんなさいって謝っていた。謝るくらいなら、つき合い続けてくれればいいのに」

「飲み会が開かれていたのに、自分には連絡がなかった。みんなに嫌われていたのかな」

などです。こうしたイヤな気持ちを書いたら、ビリビリと破ってゴミ箱へ捨てます。

紙破りセラピーでは、自分の気持ちを書き出して具体的に見えるようにします。**これを「感情のラベリング」といい、自分の感情を理解し、たかぶった気持ちを落ち着かせるので、モノを壊すだけの破壊セラピーより高い効果が得られます。**

書き出すなら日記でもいい気がしますが、後で自分が書いたことを読むと、「こんなことを書くなんて恥ずかしい」と、自己嫌悪に陥るケースもあります。

そこで、書いてすぐにビリビリに破り、捨ててしまうのがおすすめなのです。寝る前にこれをやれば、心のつかえがストンと落ちてくれるはずで、安眠できます。

やり残しの仕事があっても、いい加減でやめる

「私って、生真面目かもしれない」と思う人は、気がつかないうちに心をすり減らしている可能性があります。

生真面目タイプは、「一度決めたことは、なんとしてもやらなければいけない」と考えがち。また、ちょっとした習慣でも、「続けなければいけない」と思っているケースが少なくありません。自分で決めた決まりに従って生活や仕事をこなすことをよしとする傾向があるのです。

掃除をしている途中で、突然の来客があったりすると、普通の人なら「掃除はまた明日にしよう」と考えますが、生真面目タイプは強いストレスを感じてしまいます。

でも、人生というのは、予定どおり、思いどおりにはいかないことが多いものです。

常にイレギュラーなことが待ち構えています。そのたびに大きなストレスを感じていたら、心がすり減ってしまうでしょう。

おすすめしたいのは、**「いい加減」をモットーにすること**です。普通の人がいい加減にやったら、大変なことになるかもしれません。でも、生真面目な人はもともとやり過ぎなので、「いい加減」くらいでちょうどいいと思います。

といっても、生真面目な頑張り屋さんは、「いい加減」の目安がわからずに悩んでしまいそうですね。

たとえば、毎日の運動なら、「今日も一時間、運動しなければ」と思わず、疲れていたら30分でいいと思うようにすると、気持ちが楽になります。

「結果オーライ」の考え方もおすすめです。仕事でも、料理でも、やり方や手順にこだわらず、「上手にできたらいい」「おいしくできたら合格」と考えてみましょう。すると、自分がどれだけやり方や手順に縛られていたかが、はっきり見えてくるでしょう。

夜寝るときは、やり残した仕事があっても「また明日」と考えて、いい加減ですますことです。

お祈りで
おだやかに眠れる

旅行に行ったときなど、厳粛な雰囲気の漂う寺院などで、ふと手を合わせ、あまり縁のなかったはずの神や仏に祈りを捧《ささ》げたことがあるでしょう。

旅先ばかりとは限りません。都内の知人のマンションにはエントランスの手前にお地蔵さまを祀った小さな祠《ほこら》があり、誰が手向けるのか、いつも季節の花が飾られています。知人は朝晩、この前を通るたびに一瞬、立ち止まり、手を合わせるそうです。

子どもの頃、母親に「神さまや仏さまの前は素通りしてはいけない。一瞬でもいいから、手を合わせてお祈りするように」と言われていたからです。

「一瞬の祈りが、心を清らかにしてくれるような気がするんだ」

知人はそう話していました。

考えてみれば、祈りというのは、自分勝手なものです。「今度の仕事が成功しますように」「お金ができますように」「すばらしい人と出会えるように」「試験に合格させてください」など、一方的に頼むことがほとんどでしょう。

そんな願いを大らかに受け入れてくれる神さまや仏さまは、なんとありがたい存在なのでしょうか。それに甘えて、大変だとか不安に思うようなことがあったら、神さまや仏さまにお祈りしてみるといいでしょう。

元東京工業大学教授で電波工学の権威だった関英男先生は、**「祈りの気持ちは脳をおだやかにする」**と語っていました。[*6]

とくに寺院に行かなくても、普段の暮らしの中で、とにかく手を合わせ、一瞬、目を閉じる。それだけで、心がおだやかになります。

そこで、寝る前にも、一日を無事に過ごせたことに感謝しながら、お祈りをしてみるといいでしょう。

「今日も一日、無事に過ごせました。明日も平穏に過ごせますように」などと祈ってみてください。気持ちが楽になり、スーッと眠りにつけるようになるでしょう。

隠《いん》元《げん》禅師の「なんその法」で安眠へ

体調を整え、ストレスを解消する方法は、古くから行われています。その一つである「なんその法」は、臨済宗の隠元《いんげん》禅師が広めたもの。隠元禅師は若い頃、あまりに厳しい修行を重ねたために健康を損なったのです。その頃にこの方法を知り、人々に教えたのでした。

①床に入り、仰向けに寝て、まっすぐに体を伸ばします。次に体の力を抜き、目を閉じます。鼻の上に羽毛が一枚のっているとイメージして、その羽毛が動かないように、呼吸をゆったり静かに整えます。静かな呼吸を続けながら、頭の中で声を出し、ひと～つ、ふた～つと20まで数えます。

②額の上に、卵くらいの丸薬がのっている状態をイメージします。その丸薬はとてもいい香りが漂い、バターのように柔らかで、しっとりしています（「なんそ」とは、バターやチーズのような乳製品のことなのですが、ここから「なんその法」という不思議な言葉が生まれました）。

③額に「なんそ」をのせたまま、しばらく日の光をいっぱいに浴びている様子をイメージします。暖かな日の光を受けて、額の上の「なんそ」が溶け出し、額から耳、耳から頭の後方に流れていき、やがて全身を「なんそ」の香ばしい香りが包んでいきます。

④さらに、「なんそ」は肌の上を流れるだけでなく、じんわりと体の中に染みていき、ついに内臓にまでいきわたり、足の先から滴り落ちていきます。ふと気がつくと、足の下にはいつのまにか壺があり、溶けた「なんそ」はその壺に吸い込まれていきます。

「なんそ」の流れをイメージしているうちに、心の中にひっかかっていたこと、イヤなことなどがすっかり洗い流され、心のストレスはきれいになくなっているでしょう。

どうにも心が晴れずに眠れない夜は、この「なんその法」を試してみてはいかがでしょう。

ネガティブな考えを手放す瞑想法

「イヤなことがあったから、今日は早く寝て忘れてしまおう」

そんなふうに思ってベッドに入ったのに、かえってイヤなことが思い出されて目が冴えてしまう……。そんな経験はありませんか。

何か作業をしているときは気が紛れても、枕に頭をつけて目を閉じると、あれこれ思い出して考えてしまうものですね。

そういったときは、心配やストレスの種を水に流してしまう瞑想法にチャレンジしてみましょう。やり方はとても簡単です。

①楽な姿勢で目を閉じて、緩やかな流れの小川を思い浮かべます。このとき、周りの

木々が風に揺れる様子や、水面をそよぐ風の香りをイメージすると、よりいっそう深く瞑想の中に入れます。

②近くに生えている木から葉を取ります。そして、自分の心に浮かんでくるいろいろなことを、その葉っぱの上にのせて、そっと水面に浮かべます。

③あなたの思いをのせた葉っぱが、ゆっくりと川を流れていくのを見送ります。もしかすると、途中で岩などに引っかかって止まってしまうかもしれません。そんなときは無理に流そうとせず、また違う葉っぱを取ってきて、同じことを繰り返します。

④心に浮かんでくる気持ちは、不安やイライラばかりとは限りません。ときには、心が躍るポジティブな思いも浮かんでくるでしょう。そんな場合も、同様に気持ちを葉っぱにのせて流すのです。

この瞑想法は、いいことも悪いことも、心の中にあるさまざまな気持ちを客観視することで、平常心を取り戻す働きがあります。

また、心をおだやかにするこんな方法もあります。

たとえば、「持病が悪化して入院することになったらどうしよう」という不安が浮かんだとします。そんなときは、語尾に「と、思った」をつけるのです。

持病が悪化して入院するというのは、あくまで憶測で事実ではありません。しかし、悩みに溺れてしまうと、あたかもそれが〝確定した事実〟のように思えて気持ちが苦しくなるのです。

だからこそ、**あえて「と、思った」を語尾につけて、思考をひと区切りさせるとともに、それが事実ではないこと、単にそう考えただけのことだと脳にしっかりわからせます。**こうすると、心を落ち着ける効果があるのです。

気持ちよく眠るための〝おまじない〟

小さな子どもが、お気に入りのタオルがないと眠れないことがありますね。これは、お気に入りの物と睡眠がセットになって、頭の中にインプットされているからです。「これがなければ眠れない」ということは、逆に、「これさえあれば眠れる」ということ。そこで、心地よい眠りを求めるのに、こういった習性を大いに利用しましょう。

大人では、さすがに「これがないと……」という物は見つけにくいかもしれませんが、たとえば、単身赴任などで家族と離れて暮らしている人なら、いつもはテーブルの上に置いてある家族写真をベッドサイドに持っていくのもいいでしょう。たかが写真と思うかもしれませんが、家族と一緒にいるようなぬくもりを感じ、心が安らぎ、眠りに入りやすくなります。

また、寝る前には必ずこのハーブティーを飲む、毎日決まった音楽をかける、一日をしめくくる日記をつけるというような行為も、睡眠へ移行する一連の流れとして組み込むことができます。**自分だけのルーティーンを持つ**ということですね。

それがどんなことでも、毎日続けて習慣にするのが大切です。そうすれば、たとえ昼間にイヤなことがあって落ち込んでいても、イライラしていても、眠りとセットになったある一定の事がらを行えば、脳は、「さあこれから眠るのだ」と認識し、眠りのモードへと切り替わるわけです。

いつも決まったことを当たり前にすることで、気持ちのよい眠りが訪れる条件形成ができます。人間の心理の不思議なメカニズムを利用したテクニック、〝おまじない〟といえます。とくに寝つきが悪いと感じる人は、意識的に自分独自のおまじないをつくっておくといいでしょう。

どんなことでも自分の気に入ったことでいいのです。ベッドの中で楽しかったことを思い出したり、好きなタレントの写真におやすみを言ったりするだけでもＯＫです。

自己暗示は意外に効果がある

翌朝、早く起きなければいけないときに限って、緊張してなかなか眠れず、予定の時刻には起きられたとしても、まったく頭が働かない……。こんな失敗は、誰にでも心当たりがあるでしょう。

なかには、複数の目覚まし時計をセットしておいたのに、すべて止めてしまって寝坊をしたという人もいるかもしれません。そういう人にお伝えしたい話です。

いつもよりも早く起きる必要があれば、**眠る前に「枕さん、枕さん、明日の朝、○時に起こしてください」とおまじないをしてみましょう。**

「そんな、子どもだましのようなもので効果があるとは思えない」という声が聞こえてきそうですが、どうしてどうして、おまじないも決してあなどれません。

心理学でいう「自己暗示」のようなもので「これで叶う」と思えば、実現する可能性が高いのです。反対に、最初から「ダメだ」と思っていたら、できるはずのことがうまくいかないのと同様です。

私の知り合いに、毎朝4時に起きる人がいますが「一度も目覚まし時計に起こされたことはない」といっています。「どうして、そんなことができるのですか?」と尋ねると、「時計の針が4時を指している絵柄を思い浮かべて、その少し前に起きると自分に言い聞かせて眠れば、ちゃんと起きられますよ。眠りにつく時刻が少しくらい遅くなっても大丈夫です」とのこと。起きるためのシミュレーション、あるいはイメージトレーニングといったところでしょうか。

さきほどの「枕さん……」でいえば、ただ、枕にお願いしているわけではなく、同時に自分自身にも言い聞かせているため、潜在意識にインプットされます。それによって、〇時に起きようとなるというわけです。

また、「枕さんにお願いした」という安心感も手伝って、すんなりと眠りにつけるはずです。

眠れないときの呪文

なかなか眠れないときに、「ヒツジが一匹、ヒツジが二匹……」と数えたことはありませんか。でも、たいていの人は眠れなかったのではないでしょうか。それというのも、日本語の「ヒツジ」ではあまり効果がないからです。

諸説ありますが、「ヒツジが一匹……」と数えるルーツは英語圏にあるといわれています。「ヒツジ」をあらわす「ｓｈｅｅｐ」という発音が「眠り」をあらわす「ｓｌｅｅｐ」と似ているから、「ｓｈｅｅｐ」と繰り返し唱えることで、眠りのスイッチが入ると考えられたものです。また「ｓｈｅｅｐ」と発音するときには体に力が入らないため、気持ちが落ち着き、眠りにつきやすいともいわれています。

ただし、ヒツジを思い描くときに、モコモコした姿や、草原でのんびり草を食べている様子を想像しやすいことから、日本語でも、まったく効果がないとは言い切れません。ヒツジのほんわかしたイメージが、眠りを誘う可能性はあるでしょう。

ヒツジ以外でも、眠れないときには、日本の都道府県を北から順番に思い出すといいとか、日本から西に向かって外国名を思い出してブツブツと唱えたりするといいという説もあります。現実とはかけ離れた世界に身を置くと、眠りに誘われやすいからかもしれません。

しかし、「次はどこだっけ？」と、真剣になってしまうと、かえって眠れなくなってしまうかもしれませんね。

では、何を思い浮かべればいいかというと、幼い頃の楽しい思い出を懐かしんでみてはどうでしょうか。今日のことを考えると、喜怒哀楽が入り混じり、興奮してしまうでしょうから。

しかし、じつは、眠れなかったとしても、無理に眠ろうとせず、あれこれ考えずに、ただ、ボーッとしているに限ります。人間の体は、眠れなくても、それなりに休息をとれるようにできていますし、そもそも、いつのまにか眠ってしまっていることもあるでしょう。

4章

目覚めを気持ちよくする方法

早起きを意識すると睡眠の質が上がる

質のいい睡眠をとれば、目覚めもよくなり、心身ともにすっきりします。そこで、目覚めをよくするという点から、快眠のコツを考えてみましょう。

まず、質の高い睡眠をとるために、覚えておいてほしいことがあります。**「眠る時間は最低90分間、できれば180分間（3時間）つくる」**ということです。

これは、睡眠時間は90分から3時間でいいというわけではなく、質のいい睡眠はおよそ90分というリズムが大切という意味です。

その理由は、睡眠中に分泌される成長ホルモンにあります。成長ホルモンは、子ども時代には体の成長をうながし、成人してからは新陳代謝やタンパク質の合成に関係することから、疲労回復や体の修復に重要な役割を果たしているとわかります。

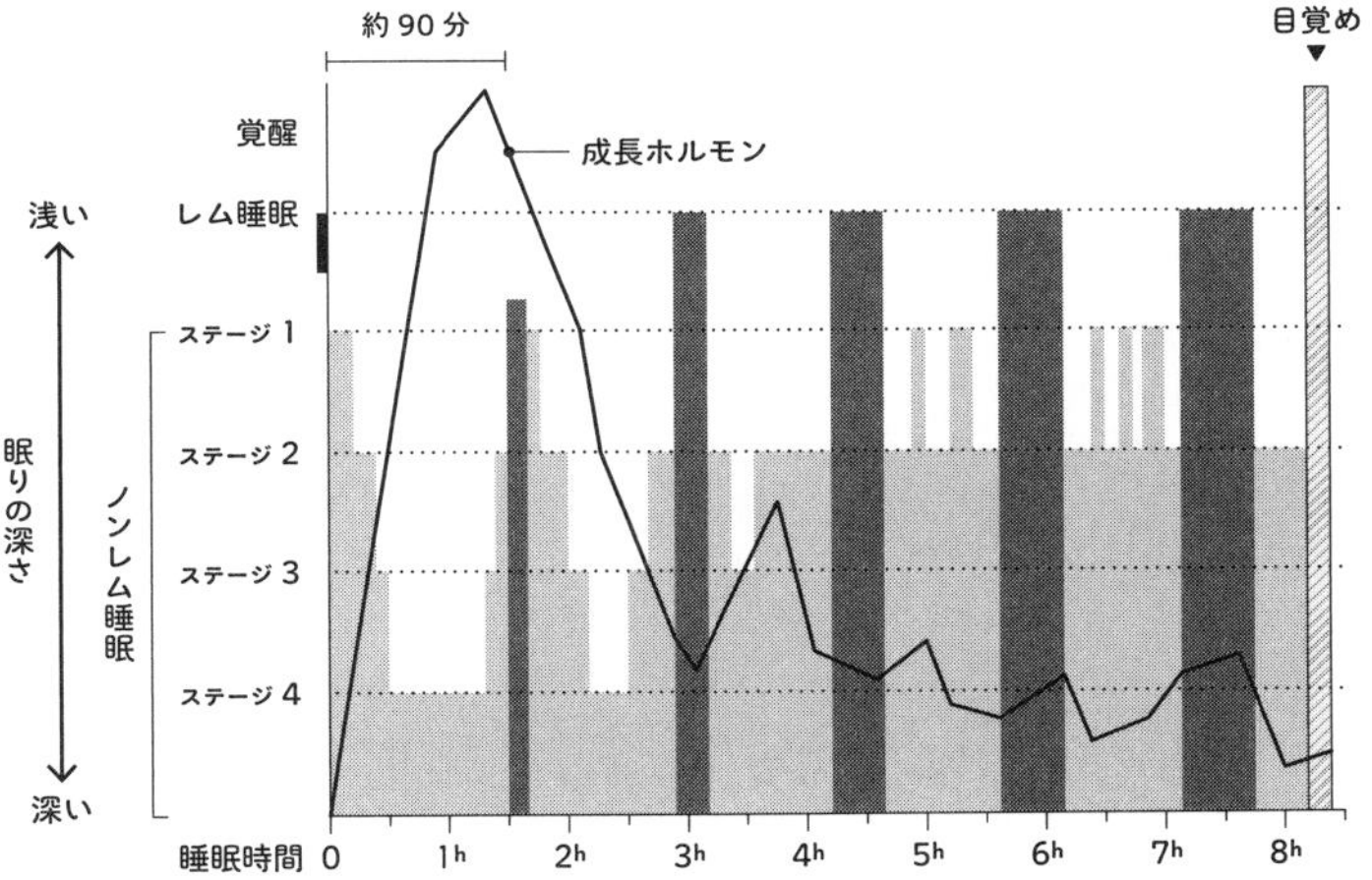

秋田大学大学院医学系研究科・三島和夫教授の研究データをもとに作成（資料提供：NATIONAL GEOGRAPHIC日本版）＊7

睡眠のリズムと成長ホルモンの関係

老化や認知症の予防という点から考えると、もちろん、シニアにとっても非常に大切なホルモンです。

成長ホルモンは、起きている間も1～3時間ごとに少しずつ分泌され、就寝後の最初に訪れる最も深い眠り（ノンレム睡眠）のときには、非常に大量に分泌されます。

そこで、**成長ホルモンが大量に分泌される眠り始めの90分間こそ、脳の疲労回復のゴールデンタイム**といえます。

私たちの眠りは、深いノンレム睡眠と、浅いレム睡眠を繰り返しますが、成長ホルモンは次のノンレム睡眠のときにも多く分泌されますから、それも含めた１８０分間の眠りを確保すれば、脳と体の疲労はかなり解消できるというわけです。

逆に言えば、睡眠が足りないと成長ホルモンが不足するようになります。たとえば徹夜をして目の下にクマができるのは、成長ホルモンの不足で目のまわりの毛細血管の働きが衰えて起きた鬱血《うっけつ》によるものです。「睡眠不足が続いて肌が荒れてしまった」という経験がある人もいると思いますが、これも、成長ホルモンの不足で肌の新陳代謝が遅れるために起きる現象です。

なお、成長ホルモンとは逆に、睡眠をとると分泌量が減るホルモンもあります。

その代表が、ストレスホルモンという別名を持ち、脳機能を低下させたり脳細胞に損傷を与える「コルチゾール」です。

入眠後、最初のノンレム睡眠は最も深くて、コルチゾールの量をグッと減らせます。90～１８０分間の睡眠で、脳機能の低下も防げるわけです。

毎日同じ時間に起きる！

人の生活リズムの基本となっているのが体内時計です。体内時計によって定められている生活リズムに従わないと、脳と体がストレスを受けるようになるのですが、その場合に困ったことが一つあります。

それは、**体内時計が一日を25時間とカウントしている**点です。一日に1時間ずつ誤差が出て、そのままでは二週間もしないうちに昼夜が逆転してしまいます。

しかし、実際には、そんなことはめったに起きません。なぜなら、脳が毎朝、体内時計をリセットし、1時間のズレを調整してくれているからです。

リセットのきっかけになるのが、朝の太陽光です。太陽光を浴びると、体内時計と連動して分泌されるホルモンの一種で、睡眠をうながす働きのある「メラトニン」の分泌が抑制されて眠気が薄れます。

同時に、「セロトニン」の放出量が急増します。セロトニンには「頭を冴えた状態に保つ」「心をポジティブな状態に保つ」という働きと同時に、「自律神経に影響を与え、入眠と目覚めをスムーズにする」作用があり、体内時計のズレを調整する大切な働きを持っています。

毎朝きちんと起きて太陽の光を十分に浴びれば、この二つのホルモンの働きもあって体内時計がリセットされ、心身も覚醒モードに切り替わります。

しかし、毎日ぐずぐず朝寝をしていては体内時計がズレたままになります。だから脳の疲れも取れなくなるのです。

また、一週間の疲れを取りたくて、日曜日には思い切り朝寝をする人もいるでしょう。しかし、残念ながら、それはおすすめできません。

朝寝をすればするほど、その日は夜遅くまで眠れなくなり、その結果、月曜日の朝、起きるのがおっくうになるでしょう。

よく、「ブルーマンデー」といいますが、これはシニアにも起こることです。

ただでさえ月曜日はブルーな気分なのに、朝起きるのがおっくうになってしまっては、一週間のスタートが台なしになるでしょう。

日曜日も朝は普段通りに起き、朝日を全身に浴びましょう。すっきり目が覚めますし、脳と体のコンディションを良好に保つことができます。

「少しはゆっくり寝ないと休日の意味がない」と不満な人がいるかもしれません。

気持ちはよくわかります。それでも、たとえば平日は午前7時に起きているなら、休日は午前9時前には起きるようにしましょう。**2時間以上起床の時間を乱すと、体内時計と睡眠のリズムが完全に乱れてしまう**からです。

おすすめは、休日も平日と起床時間は変えず、起きてからのスタイルをガラリと変えることです。たとえば、のんびりとモーニングタイムを楽しむのはどうでしょうか。豪華な朝食にするのもいいでしょうし、朝の散歩のついでに近くのコーヒーショップでモーニングを食べるのもいいでしょう。

早朝覚醒の特効薬は「遮光カーテン」

起きようとしていた時間より、いつも早く目が覚めてしまうのは、早朝覚醒型不眠症かもしれません。

もちろん、たまに早く目覚めた場合や、「旅行当日に早く目覚めた」といった特殊な場合は不眠症とはいえません。

しかし、朝7時に起きれば十分とわかっているのに、毎日4時に目が覚めてしまう場合などは、早朝覚醒型不眠症ということになるでしょう。

早朝覚醒型不眠症に悩まされる人には、「朝は万全な状態で起きなくては」とか、「早く起きて、家事をちゃんとしなければ」といった完璧主義的な人が多く見受けられます。この生真面目さが無意識のうちに体内時計に指令を出して、早朝覚醒を起こし

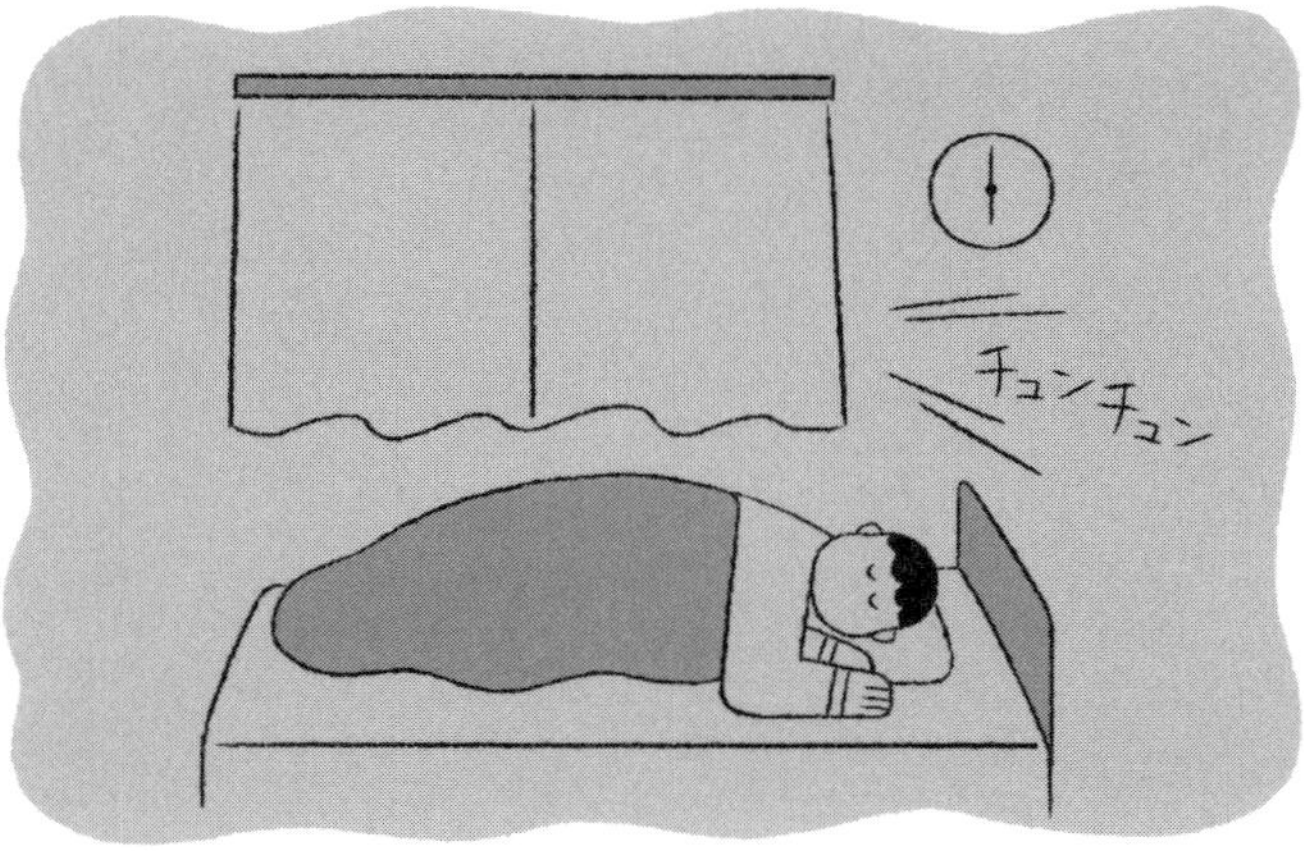

早朝覚醒型不眠症は光をうまくコントロール

ているのです。

無意識は意識では自由に動かせませんから、意識で対抗しようとしても勝ち目はありません。早めに寝ることが最もいい対策になります。「早く目が覚めてもトータルの睡眠時間は十分に足りているから大丈夫」という状況に持っていくのです。そうすれば、無意識もリラックスして、「〜しなければ」という完璧主義的な観念も弱くなっていくはずです。

早朝覚醒型不眠症の原因の一つに、体内時計の乱れが挙げられます。

ただし、早朝覚醒型不眠症の場合は、脳と体が一日を24時間以下でカウントしてしまっているという乱れです。これでは早く目が覚めて当然です。

そのために有効なのは、光をうまくコントロールすること。これが体内時計の正常化には効果的です。

体内時計は2500ルクス以上の強い光に反応する特徴がありますから、これを利用して、まず朝早くには強い光を見ないようにします。

遮光カーテンなどで部屋を暗くして、とにかく朝早くには強い光を見ないことです。反対に眠気が増す夕方になったら、今度は光をしっかり取り込んで、部屋をできるだけ明るくします。夕方、強い光を浴びて体内時計を後ろにずらすことができれば、睡眠サイクルを修正して正常な状態に近づけられます。この方法では、目から入る光を意識的にコントロールすることが最大のポイントです。

朝の早い時間には強い光を浴びないよう気をつけたり、夜は寝るときまで十分に部屋を明るくしたりと、工夫を凝らしながらこの方法を続ければ、早朝覚醒の改善にきっと役立つはずです。

白？　青？　緑？
――寝室の色で目覚めが変わる？

布団やシーツ、枕など、家で使っている寝具はどんな色でしょうか。清潔な印象を受けることから、白を使う人も多いと思います。

日本人の場合、とくに白を好む傾向が強く、たとえばホテルや旅館の寝具はほとんど白で統一され、クリーンな印象を演出しています。

ところが、研究によると、**白い寝具で寝た場合、ほかの色と比べて浅い睡眠になるケースが多い**というのです。

実際に「緑」と「白」の寝具で眠ったときの睡眠の質を調べてみたところ、白い寝具のほうが浅い睡眠が20％も多いのがわかりました。これは見過ごすわけにはいきませんね。

では、なぜ「白」が安眠の妨げになるかといえば、**白のような明度の高い色は人を緊張させる**からといいます。

病院で、白衣の医師や看護師の前に出ると、普段よりも高い血圧が計測される「白衣（ホワイトコート）症候群」という現象がありますが、これもやはり白によって自律神経が影響を受けた例でしょう。

ですから、白い寝具の中で緊張状態のまま眠りに入ると、当然のように眠りも浅くなってしまうわけです。

「では、ホテルの寝具はなぜ白なの？」と思いますが、ホテルの寝具が白なのは「汚れをひと目で発見するため」という理由がありました。

ホテルで連泊するといっても二、三日ですから、それで睡眠障害を起こすようなことはまずありませんが、たとえ一泊でもお客様に清潔感のないイメージを持たれたら大ダメージです。ホテル側にとっては、清掃のしやすさを最優先にするのは当然といえるでしょう。

つまり、宿泊施設で白の寝具が多いのは、安眠のためではなく清掃のしやすさのためというのが正解のようです。

では、安眠のためにはどんな寝具の色がいいのでしょうか。

イギリスのトラベロッジ社というホテルチェーンが、2000軒の家庭で「寝具の色と睡眠の関係」を調査した興味深いデータがあります。*8 とても面白いので、紹介しましょう。

それによると「青」の寝具で眠ったときに、最も長く質の高い睡眠が記録され、反対に、質のいい睡眠時間が最も短かった色は「紫」で、その差は約2時間もあったそうです。

さらに寝具の色は、睡眠の質だけではなく目覚めたときの気分にも影響があり、最高評価の青の寝具を使った場合、半数の人が幸福感を感じながら目覚めたそうです。

逆に、低評価の紫の寝具で眠ると、目覚めに疲労感を感じる、といいます。

調査の結果、**睡眠にいい影響を与える色としては、青、黄、緑、シルバー、オレンジ**が挙げられました。反対に、**よく眠れない色には紫、茶、グレー**が挙げられていました。

もちろん、色彩の好みは非常に個人的なものなので、絶対に「青」とは決められません。ただ、平均値的な結論からいえば、人の気持ちをリラックスさせる効果のあるパステルカラー（原色ではなく淡い中間色）がおすすめのようです。

好みの色の系列から、パステルカラーの寝具を選べば、素晴らしい目覚めが期待できるでしょう。

最近、目覚めがよくないというシニアの人は、気分転換と思って、寝具のカバーの色を変えてみるのも一考です。寝具とは別に、部屋に観葉植物などの緑を置くのもいいかもしれませんね。

朝日を浴びて「幸せホルモン」を体中に満たそう

ささいなことでカッとなり、感情を制御できなくなることを「キレる」といいます。「キレる高齢者」が社会問題になっていますが、誰にとっても他人事ではないでしょう。何歳であろうと、キレてばかりでは人間関係を失うことにもなりかねません。

さて、キレやすくなるのは、セロトニンの不足が原因の一つと考えられています。そこで、良い睡眠をとることが必要になるのです。

簡単に言うと、朝、太陽の光を浴びるのです。太陽の光を浴びると脳の中で覚醒物質のセロトニンが分泌されるからです。

セロトニンは「幸せホルモン」とも呼ばれる重要な脳内物質で、不足すると、頭がボーッとして感情のコントロールがうまくいかなくなります。その結果、落ち込んだり、キレたりしやすくなるのです。

ところが、セロトニンを分泌する細胞は、脳内にたった数万個しか存在しません。それだけあれば十分な気がしますが、脳には1000億個以上の細胞があるので、割合としてはごくわずかなのです。

しかも、**セロトニンを分泌する細胞の働きは、睡眠が不足するととても悪くなります。**これが、キレないためには良い睡眠が必要な理由です。

たとえば、「いつもよりイライラする」「ささいなことで落ち込む」というように、感情の強い変調を感じたら、セロトニン不足が疑われます。

脳も疲れているはずですから、そのまま仕事や会話を続けても、あまりいい結果は得られないでしょう。そのうえ、キレたりしたら大変です。そんなときは、やっていることをさっさと切り上げて家へ帰り、早めに寝るように心がけましょう。

早寝をすれば自然と早起きができるもの。朝日を浴びるとセロトニンの分泌量が増えますし、朝食を食べる頃には、頭は冴えた状態になり、心もポジティブな状態を取り戻しているはずです。

手浴、足浴のすすめ

入浴して深部体温を下げてから眠りにつくことをおすすめしましたが、シャワーを含めて、そんな気分じゃないという日もあると思います。

そんなときは手浴&足浴をしてみてください。手足をお湯につけると、体の内側をしっかりと温められるのです。

やり方は簡単です。手と足を43℃くらいの少し熱めのお湯で温めるだけ。足湯で足を温めるのもいいですが、手浴も効果抜群です。

手は心臓に近くて、温まった血液がすぐ心臓に届きます。だから、素早く全身が温まるのです。

洗面所のシンクにお湯をはり、手首の上くらいまで、お湯につけましょう。全身がポカポカ温まってくるのを感じると思います。

足浴は、大きめの洗面器にお湯をはって足をつけます。くるぶしの上くらいまでつかればOKです。

手浴、足浴をやっている間は、目を閉じたり、深呼吸したり、あるいはリラックスできる静かな音楽を流したりするなど、「ながら」でできる快眠習慣をやることもおすすめです。

目安は10分くらいですが、少しくらいなら延長しても大丈夫です。

また、**手浴、足浴は朝にもおすすめ**です。体温と体の覚醒のリズムはつながっているので、手足が温まるとともに体がだんだんに覚醒していくのを感じられると思います。

どこでもできる足浴を、朝日の差し込む窓際でやれば、より覚醒の効果が高まるでしょう。

しっかり朝食で質の悪い睡眠を撃退

健康で長生きするために、伝統的な日本食が優れたものであるのは、今や世界中の人が認めていることです。

もちろん、睡眠に関しても例外ではありません。

日本食、とくに伝統的な朝食……アサリやシジミの味噌汁《みそしる》に干物、焼きのりといったメニューは、眠りの質が悪かったり、寝つきの悪さに悩まされたり、短時間の睡眠ではすっきり疲れが取れないという人におすすめです。

なかなか眠れない、やっと眠りについても睡眠の質が悪くてすぐに目が覚めてしまうなどの原因は、個人によっていろいろですが、多くの場合、自律神経のバランスの崩れが考えられます。

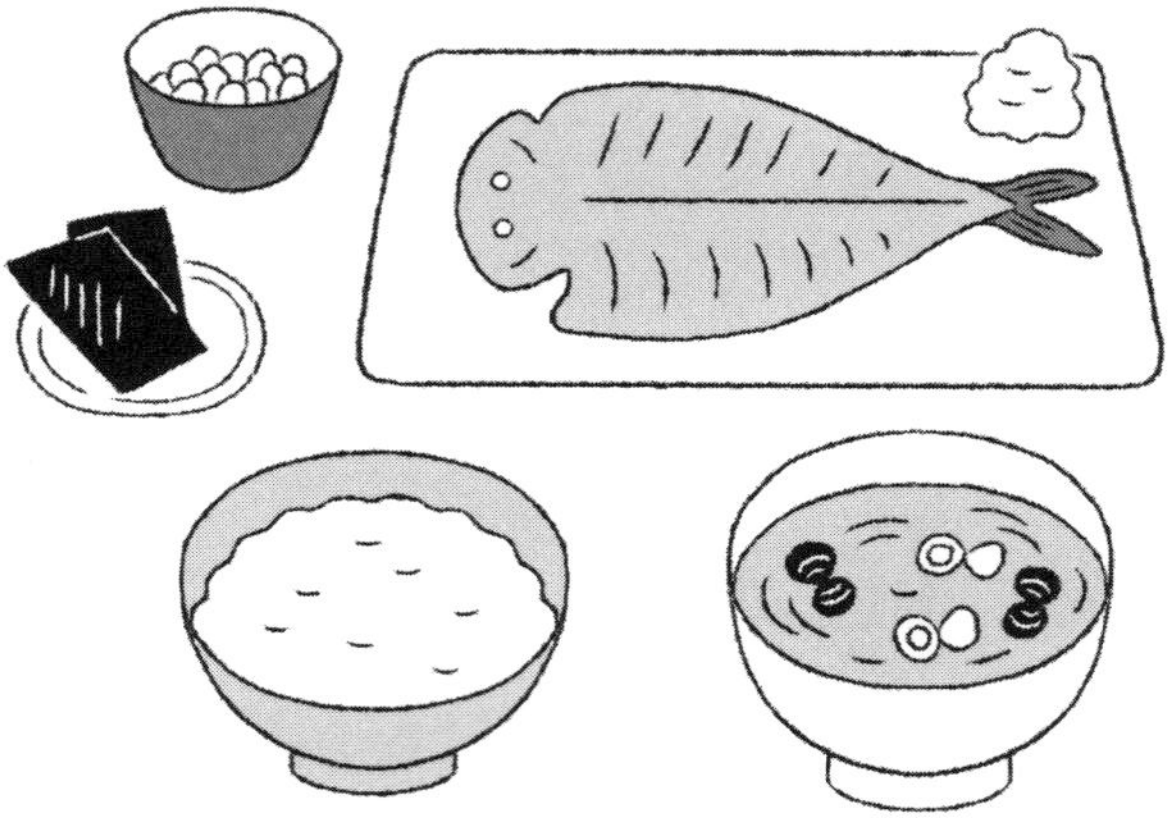

伝統的な和食の朝ご飯がいい！

程度の差こそあれ、こういう人は、ストレスのためにイライラしたり、心配事が頭の中を渦巻いていたりして、精神が疲れているためにいい眠りが得られず、目覚めも悪くなりがちです。

自律神経は糖分をエネルギーとして働いているので、糖分が不足気味だとバランスを崩し、自律神経失調症になってしまいます。

では、糖分を補給すればいいかというと、それだけでは十分ではありません。

糖分の代謝をうながす物質、つまり摂取した糖分をエネルギーにスムーズに変換してくれるビタミンB_{12}も必要になります。**ビ**

タミンB_{12}が不足すると糖分がうまくエネルギーにならず、自律神経のバランスが悪くなる、そして不眠を招く、という構図になっているのです。

日本の朝食に出る、**アサリやシジミ、干物、焼きのりには、このビタミンB_{12}が多く含まれています。**

おまけにビタミンB_{12}を朝に摂取すると、不眠と同様に、自律神経にコントロールされている体内時計のリズムも正しく調整されるので、一日がさわやかに過ごせ、一石二鳥です。

このような昔の日本人の経験的な知恵には、本当に感心してしまいます。

ただ、気をつけてほしいのは、日本食は塩分が多いということ。塩分の摂取量が多いと高血圧などの生活習慣病にもなりかねないので、減塩、薄味を心がけましょう。

今はどこのスーパーでも、減塩の味噌やしょうゆを売っています。味が薄くてたよりなく感じたら、レモン汁やポン酢などで風味を補うといいでしょう。

朝の一口の「おめざ」で全開状態になる

不眠に悩むシニアにとって「目覚めが悪い」のは、人生を左右しかねない大問題です。一日をさわやかに過ごすために、朝食をしっかりとることが大切だと話しましたが、つくる手間を考えたらちょっとしんどいかもしれません。

そんな人におすすめしたいのが、**起き抜けに少量の糖分を摂取すること**です。チョコレートやお菓子、果物などを口にするのです。

一般的には、朝起きた時点で、夕食からかなり時間がたっています。睡眠はカロリーの消費量が最も少ない生命活動ですが、それでも8時間で400~500キロカロリーを消費します。

お茶碗一杯分のごはんが約200キロカロリーなので、ただ寝ているだけで2杯分以上のカロリーを消費することになります。

起きる直前や起き抜けの脳は栄養不足に陥っているわけです。そんなときに血糖値を適正に上昇させると、脳の活性化につながります。

もちろん、本来は朝食によってカロリーや糖分を摂取すればいいのですが、朝食をとる時間もないこともあるでしょう。とくに、朝に弱いことを自認する人や、十分な睡眠がとれず、脳に疲れをためたまま起きやすい人には、朝の糖分はおすすめです。

昔は、子どもが目を覚ますとすぐに、甘いものを少し与える習慣がありました。これを「おめざ」と呼んでいます。

子どもの脳は、睡眠中に成長ホルモンをはじめとしたさまざまなホルモンを生産しますから、朝には、大人以上に疲れ切っています。

先人は、脳のエネルギーになるのはグリコーゲンと糖分だけだと経験的に理解していて、寝起きの子どもに「おめざ」を一口食べさせて、疲れを回復させたのでしょう。

もともとは子どもの脳を元気にするための「おめざ」ですが、大人やシニアの脳を起床と同時に活性化させるためにも大いに役立つものです。

いざというときに簡単にできる「眠気撃退法」も覚えておこう

睡眠障害というと、どうしても「眠れない」ことが基準になりがちですが、場合によっては「眠ってはいけない」「起きていなければならない」という場面もありますね。とくに過眠症というわけではなくても、仕事中に眠くてたまらず、コーヒーを何杯も飲んだり、冷たい水で顔を洗ったりする人もいるようです。

少しでも昼寝ができればいいのですが、そんな余裕のないときに、なんとか眠気を退散させる方法として、おすすめの眠気撃退法があります。

①息を止める

一分くらい息を我慢して止め、それから息を吸うと、一気に酸素が供給されて頭が冴えた感じがします。

②耳たぶを引っ張る

耳たぶをぴんと引っ張ってからパチンと離すと、目が覚めたように感じるショック療法です。強く引っ張り過ぎないよう気をつけましょう。

③首や足などを冷やす

水で濡らしたハンカチなどで首の後ろを冷やしたり、足を冷たい金属につけたりして冷やすもの。足の裏が温かいとよく眠れるのを逆手にとって、足裏を冷やせば眠気は消えていきます。足を水につけるのが一番いいのですが、できない場合は、靴を脱いで床に足をつけるだけでも効果があります。

また、**眠気覚ましのツボといわれる「中衝《ちゅうしょう》」は、手の中指の爪の付け根の横の内側（人差し指側）にありますから、**爪の先で痛くない程度に刺激するのもいいでしょう。

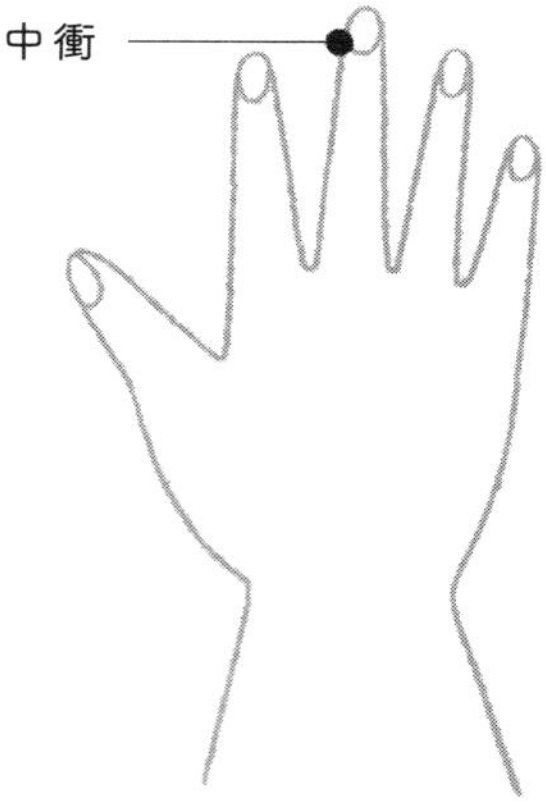

眠気覚ましのツボ「中衝」

それから、**意外に効果が期待できるのが鉢巻です**。受験生が気合いを入れて「必勝」の鉢巻を巻いているように、鉢巻をすると気持ちがキリリと引き締まります。

今は濡れた感覚を味わえる冷感タオルもあり、それを使ってもいいでしょう。また、額の目立たないところに細いリボンを巻くだけでも気分がリフレッシュします。

認知症の予防にもなる「パワーナップ」はいかが？

「寝不足の人が、休みの日に朝寝坊するのは当たり前だ」

「たまの休みくらいゆっくり寝て、『睡眠負債』を返済しよう」

こう考えて、朝寝を決め込む人も多いかもしれませんね。しかし、休日の寝だめで睡眠不足を解消しようというのは、トータルで見ると逆効果です。

午前中の多くを寝だめに費やしてダラダラして過ごすと、体内時計のリズムが乱れて、今度は夜に眠れなくなり、その変調を一週間ひきずるようになってしまいます。

本来、「睡眠負債」は毎日少しずつ睡眠時間を増やして返済するのがよいのですが、それもなかなか難しいもの。そこで朝寝に代えておすすめしたいのが、短い昼寝です。

夜に少し寝不足があっても、昼間に軽く昼寝をすれば、その日の負債をその日のうちに返せるのですから、とても快適です。

また「毎日30分程度の昼寝をしている人は、認知症になる確率が5分の1に下がる」という医学界の報告もあります。**認知症予防の意味でも昼寝はおすすめです。**

こうした昼寝（短い仮眠）は、欧米では「パワーナップ」と呼ばれていて、午後の仕事を効率化するために積極的に導入している企業も多いようです。

人間の体内時計がつくり出す眠気のピークは、真夜中と午後2〜4時頃にあるので、ランチ後しばらくすると眠くなるのは、じつは体の〝自然なサイクル〟によるもの。**パワーナップはこのタイミングを活かすもので、正午から午後4時までの間の20分間を利用して眠るのが基本です。**

あくまでも、その夜の睡眠の先取りをするものなので、あまり遅い時間では夜の睡眠に悪影響が出てしまいます。そこで、夕方より少し前には終わらせておくのがポイントになります。また20分という仮眠の長さも、浅いノンレム睡眠のうちに目覚められるギリギリのラインで、これも大事なルールです。

もし寝過ごしたとしても、大きく30分を超えないように注意が必要です。体内時計

を乱す原因になり、かえって睡眠サイクルを悪くしてしまうからです。

パワーナップのタイミングは、昼休みや休憩時間、午後のお茶の後など、前後も含めて30分ほどの時間がとれれば、いつでもOKです。

アメリカでは仮眠用の施設を用意する企業も多く、マイクロソフトの本社にも立派な仮眠専用ルームがあるそうです。日本でも大手寝具メーカーの西川をはじめ、近年では仮眠用の施設を設ける企業が増えてきました。

ふんわりしたソファなどで眠ると、眠りすぎる心配があるので、寝心地はほどほどで我慢すること。また最初のうちは、パワーナップで熟睡を望むのもやめたほうがいいかもしれません。

何も考えず、静かに目を閉じているだけでもリラックス効果はありますから、それで大丈夫。10分しか時間がないなら、トイレで仮眠をしてもいいのです。

いずれにしても、ダラダラと朝寝坊するくらいなら、パワーナップで効率よく昼寝をしたほうがずっと健康的でしょう。こうした昼寝のテクニックは、先述した認知症予防という観点も含めて、現役をリタイアしたシニアにも有用といえるでしょう。

朝のシャワー活用術

「自分は朝が弱くって」という悩みを持つ人はたくさんいます。話を聞くと、「低血圧のために朝が弱い」というのですが、どうすればいいでしょうか。

低血圧には正式な診断基準がありませんが、最高血圧が100以下の場合、低血圧と診断されることがあります。

そういう低血圧の人の多くが、「朝、起きるのがつらい」と訴えるようです。しかし、**じつは、低血圧と朝の覚醒の間にとくにハッキリした関係はない**というのが現在の医学界の主流です。

ではなぜ、起きるのがつらいのでしょうか。それは、活動を始めるのに必要なエネルギーが不足しているためです。車でいえば、エンジンの回転が上がらない状態にあるのです。

だからといって、ベッドでゴロゴロしていても問題は解決しません。**低血圧なら、ほかの人よりもむしろ早く起きましょう。**つまり、エンジンの回転を上げる時間をつくるのです。

朝7時に起きる必要があるとしたら、6時か6時30分には起きてみます。そして目が覚めたら、ベッドの中で手足を動かしたり、体を軽くマッサージしたりなどして、体を温めていきます。

ベッドから出たら、熱めのシャワーを浴びましょう。脳に刺激が加わって、交感神経が活発になります。ここまでくれば体は十分にスタンバイしていますから、気持ちよくすっきりとした状態で朝から活動できるはずです。

なお、低血圧の人の中には、食欲がないからと朝食を抜く人が少なくないようです。しかし、朝食はできるだけとってください。

低血圧の人は、脳へ送られる酸素や栄養が平均的な血圧の人よりも少ないわけですから、朝食抜きは、より悪い影響を及ぼします。

寝る前の「片づけ」と目覚めの驚くべき関係

「朝、どうしても起きられないんです」と言う人に、私は「自分の部屋の写真を撮ってきてください」とお願いすることがあります。

たいていは、お世辞にもきれいとはいえません。他人に見せるので多少は片づけているのでしょうが、写真の端に乱雑に置かれた服が映っていたりして、「いつも散らかっているんだろうな」とわかる状態です。

精神科学の面から見ると、部屋が散らかっていることと、すっきり起きられないことには、じつは大きな因果関係があります。

というのも、どちらも自分の生活リズムをうまくコントロールできないために生じることだからです。

そこで私は、「寝る前に、翌日の服やカバンなどを準備するようにしてみませんか。準備したものを決まった場所に置いてから寝る。この習慣を今夜から始めてください」と提案しています。

ほとんどの人はキョトンとした顔をしますが、これだけのことで、朝、起きられないという悩みが解消する人が少なくありません。

寝る前に翌日の準備をするのは、頭の中の生活リズムを翌日に切り替えることを意味します。つまり、自然と「今日はできるだけ早く眠って、明日に備えよう」と脳が認識するわけです。

その結果、自律神経の切り替えや、ホルモンの分泌パターンも就寝と起床を意識して行われるようになります。

残業や飲み会で帰宅が遅くなってしまった日ほど、生活リズムを乱さないように、翌日の準備をしてベッドに入るように心がけましょう。

目覚めのツボ「天柱《てんちゅう》」「足三里《あしさんり》」を指圧する

「いつも目が覚めた後は、しばらくボーっとしているんです」という人はたくさんいます。パッと行動に移れず、ベッドでぐずぐずしているのではないでしょうか。

目覚めをうながすツボには「天柱《てんちゅう》」と「足三里《あしさんり》」があります。

「天柱」は、うなじの髪の生え際にあたる、後頭部から首に続く2本の太い筋肉の外側のくぼみです。

「天柱」という名称からもわかる通り、人の体を支える大事なところで、**全身の活力を湧き出させたり、気分を落ち着かせたりするなど、心身を健やかに整えるためのツボとして知られています。**

寝つきが悪いときには、ここを押すと、すんなり眠れるようになります。さらに、

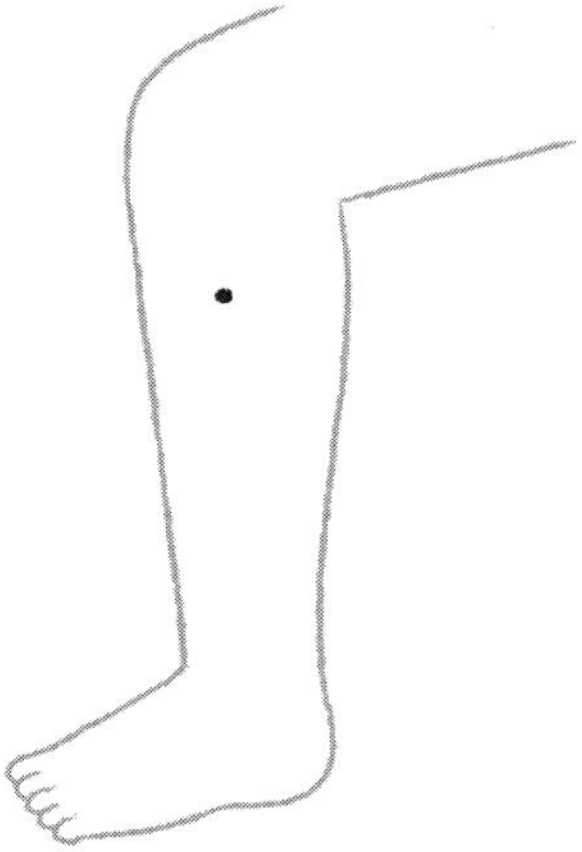

「足三里」

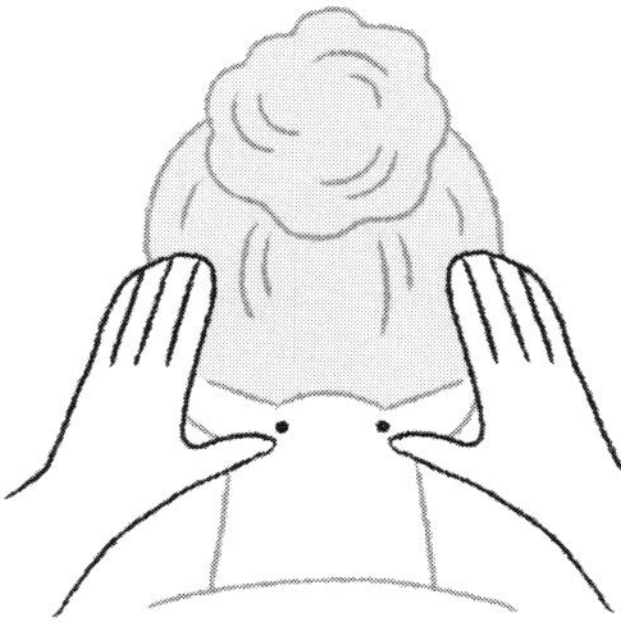

「天柱」

目覚めの気分をすっきり整えたいときにも、このツボを押すのが効果的です。

朝、目覚めたら、ベッドから起き上がり、最初に「天柱」を押してみましょう。体の奥に残っていた眠気が吹き飛び、新しい一日をスタートさせる気力が湧いてくるはずです。

上半身のツボが天柱だとすると、下半身のツボは「足三里」です。

「足三里」は、むこうずねの外側の、ヒザ下から親指3本分下にいったあたりにあります。よくお灸をすえるツボでもあり、**「無病息災のツボ」の異名もあります。**

血行をうながすので、胃腸の働き、頭の

働きが活発になり、気分をすっきり整えてくれます。

目覚めた後でベッドに腰をおろし、このツボを親指の腹でギュッと押してみましょう。思わず「うーん」と声が出るくらい心地よく、眠気を完全に吹き飛ばせるので試してみてください。

それぞれ、だいたいそのあたりを軽く押してみて、一番気持ちよく感じるところが「ツボ」なのです。

5章
快眠を約束する食事法

年とともに減るメラトニンは「食」で補強する

睡眠は一日1回。昼寝などを含めても2回ほどです。

ところが食事は一日3回。朝のおめざや3時のおやつ、間食、喫茶や飲酒もカウントすれば、私たちは一日10回近く、さまざまな栄養や、薬理作用のある物質を体に入れていることになります。

それだけに、睡眠の質を高める食事の工夫ができれば、その効用は非常に大きいものになるでしょう。反対に、睡眠の質を低下させる食事をしていれば、その悪影響もまた、大きいことになります。

そこで、睡眠にいい食事、好ましくない食事についてしっかりと知っておきましょう。

まず、すんなりと眠りに入るためには、睡眠をうながすメラトニンという物質が重要です。

ところが、**メラトニンは年とともに分泌量が減っていく**ことがわかっています。子どもの頃はすぐに眠れたのに、年をとるにつれて不眠に悩むようになりがちなのは、メラトニンの減少が関係しているといわれています。

「それならばメラトニンのサプリメントを飲めばいい」と考える人もいるでしょう。しかし、海外ではそういうサプリもありますが、日本では販売が許可されていません。個人輸入してまで飲むよりも、毎日の食事で改善を図るべきでしょう。

メラトニンが多く含まれている食材には、青汁の原料として知られるケールや、シリアルに含まれるオーツ麦、トウモロコシ、貝割れ大根などがあります。

寝つきが悪い、快眠できていないと感じる人は、こうした食材を多めに摂《と》るように心がけましょう。

砂糖入りの牛乳を朝昼晩の食事前に

手軽にメラトニンを補える食品の代表が牛乳です。メラトニンを体内で生産するためには、必須アミノ酸の一種である「トリプトファン」が重要な役割を果たしています。

トリプトファンは自律神経を整えて緊張や不安を取り除くセロトニンという物質をつくる材料になります。セロトニンは朝起きたときから分泌が始まりますが、夜になると、このセロトニンを材料にして「睡眠ホルモン」とも呼ばれるメラトニンがつくられるのです。

トリプトファンはアミノ酸なので、タンパク質をたくさん食べれば十分に摂れます。しかし、「高たんぱく食の代表といえば肉だ」とばかり、肉をどんどん食べていると、コレステロールや脂質も多く摂るようになり、動脈硬化や肥満、脂肪肝などの心配が出てきます。

最も手軽で健康的にトリプトファンを摂ることを考えると、おすすめなのが、朝、昼、夜の食事の前に、砂糖入りの牛乳をたっぷり飲むことです。

牛乳には、トリプトファンがたくさん含有されていますが、吸収されたトリプトファンが血液に入り、脳に送られるためには、インスリンが必要なことがわかっています。そこで、インスリンを分泌させるために、牛乳に砂糖（ブドウ糖）を入れるわけです。こうすれば、十分な量のトリプトファンを脳内に送れます。

夜は牛乳を温めて飲むのがおすすめです。欧米では昔から「寝る前にホットミルクを飲むとよく眠れる」といわれていて、体を温めることからも、安眠効果、リラックス効果があるとされていました。

それもそのはず、そもそもミルクは親が子どもに与えるもの。ミルクをたっぷり飲んだ赤ちゃんは、多少の刺激を与えても目を覚まさず、ぐっすりと眠っていますよね。大人の場合にも同様の鎮静効果をもたらしてくれるのです。

ただし、牛乳に含まれる脂質や糖質が胃の中に残っていると、睡眠中にも消化器官が働くことになり、熟睡しにくくなります。そこで、**寝る直前よりも早めの時間、夕食前などに飲むほうがいいでしょう。**

ここまで読んで、「一日3回も砂糖入りの牛乳を飲んだら太るのでは」と心配になるかもしれませんね。

でも、大丈夫です。セロトニンは別名「幸せホルモン」ともいわれ、精神を安定させる働きがあります。そのため、脳の摂食中枢を抑制して、食欲を抑える作用があるのです。

つまり、トリプトファンをたっぷり摂ってセロトニンが十分に分泌されるようにしておけば、食欲が抑えられるのです。

実際、食事前に砂糖入り牛乳を飲む生活を送った結果、一週間に1キロほど体重を減らせた人もいるそうです。

朝一杯の味噌汁で昼間は元気に、夜はグッスリと！

前項で紹介したトリプトファンを手軽に摂れる食べ物は、牛乳のほかにもあります。私たち日本人にとって馴染みのある味噌汁です。

トリプトファンはインスリンによって脳に運ばれます。ですから、味噌汁はインスリンの分泌をうながすごはんと一緒に食べるといいでしょう。

ごはんと味噌汁という定番の朝食をとることで、消化器官の働きが活発になります。それに伴って脳の働きも活発化し、体温は上昇、目覚めもよくなり、昼間エネルギッシュに活動することができます。

夜になれば、その疲れを回復させるため、脳と体が休息を求め、自然な眠りが訪れるようになります。

ちなみに味噌汁に入れる具材には、同じくトリプトファンが含まれる豆腐や卵がおすすめです。また、ビタミンなど、ほかの栄養素も補うのに、次のような具材もおすすめです。参考にして、お好みの味噌汁を楽しんでください。

◎栄養価を高めるためにおすすめな味噌汁の具材

・βカロテン　：にんじん、かぼちゃ、トマト
・水溶性食物繊維：海藻類、ごぼう
・不溶性食物繊維：キノコ類、いも類、野菜類全般
・ビタミンB群　：豚肉
・アリシン　：にんにく、ねぎ類

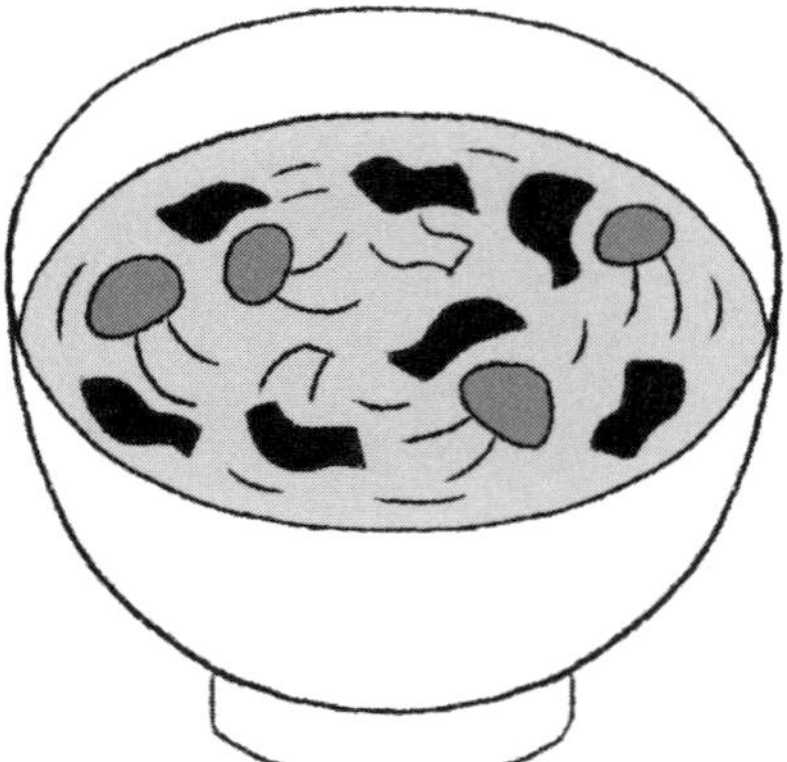

味噌汁でトリプトファン摂取

快眠の妨げになる食べ物は何か？

「不眠に効く『グリシン』（アミノ酢酸）は、エビやイカにたくさん含まれる」「よく眠りたければ、トリプトファンの多い牛乳を飲もう」などの食品情報から、「枕元に玉ねぎを置けばぐっすり眠れる」といった風変わりな口コミにいたるまで、さまざまな情報がマスコミやネットを通じて伝わってきます。

しかし、いったい何が本当にいいのか、どれが正しいデータなのか、判断するのは簡単ではありません。

そこで、何が安眠に役立つかを考える前に、何が快眠を妨げているのか、その原因を確かめてみることにします。こうしてマイナス要素を取り除いて、プラス要素だけを浮き彫りにすれば、眠りに役立つ食品や、やめたほうがいい習慣もずっとわかりやすくなるはずですね。
まず、眠りを妨げるＮＧフードやいけない習慣を見つけてみましょう。

「消化」に時間がかかる食べ物は避ける

人は体温が下がるタイミングで眠気を覚えます。そこで、寝る時間が近づいたら体温を上げないように気をつけるのが基本です。

しかし、胃の中に食べ物がたくさん残っていると消化活動が活発になり、体温は下がりにくくなります。つまり、安眠を妨げる食べ物の代表は、消化に時間がかかるものといえるのです。

とくに要注意なのが、天ぷらなどの揚げ物で、胃の中に停滞する時間は4時間以上と、かなり長めです。また、ステーキや焼き肉など、タンパク質と脂質中心の食事も、消化されるまでに時間がかかります。

食品100グラムの胃内停滞時間は次の通りです。

・2時間以内　　　：食パン、リンゴ、桃、大根、かぶ、半熟卵
・2・5時間以内：白飯、餅、ジャガイモ、にんじん、生卵
・3時間以内　　　：うどん、かぼちゃ、さつまいも、鶏肉、煮魚、卵焼き
・3・5時間以内：たけのこ、ピーナツ、焼き魚、昆布、ステーキ
・4〜5時間　　　：うなぎ、数の子、天ぷら、豚肉、ベーコン、ロースハム
・12時間　　　　：バター50グラム（バターは油脂の塊なので消化に時間がかかる）

ほとんどの食べ物は2〜3時間くらいで消化されますが、複数のものを一緒に食べると、消化にはさらに時間がかかります。

胃の中にたくさん食べ物が残ったままでは、寝つくことはできても眠りが浅くなり、熟睡が難しくなります。

そのほか、食物繊維を多く含む野菜や海藻、キノコなども消化しにくい食べ物です。

いくら体にいい食品でも、寝る直前ではかえって悪い作用が目立ちますから、**夕食**

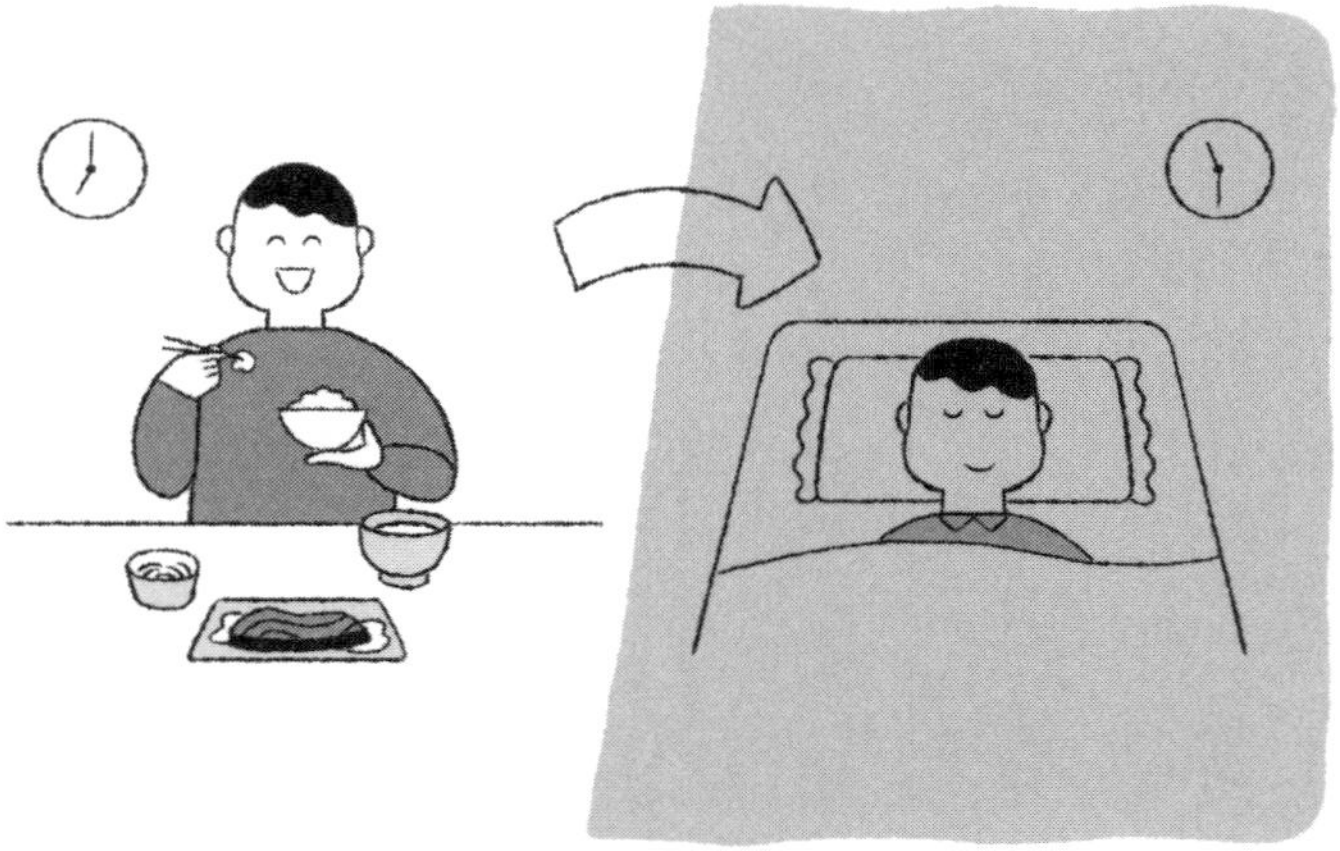

夕食は眠る４時間前に食べる

は眠る4時間くらい前にとるのがベストと考えましょう。それが無理なら、遅くても就寝の2時間前には食事を終わらせたいものです。

ところで、「夕食に辛いものや温かいものを食べるとぐっすり眠れる」といいますが、これには一理あります。辛いものや熱々の食べ物は体温を上げる作用が強く、食後一度上がった体温が下がるときに大きな落差が生まれ、そのため眠りに入りやすいというのがその理屈です。

ただし、寝る直前に辛いものを食べてしまうと、その刺激で交感神経が活発になり、寝つきが悪くなります。注意しましょう。

コンビニ食は、ひと手間かけて安眠食に

朝昼晩の食事は、健康生活には不可欠であると同時に、快眠の源でもあります。「そうはいっても忙しくて……」と、ちょくちょくコンビニ食を利用する人も少なくないでしょう。

たしかに、いまどきのコンビニ食は、なかなか秀逸という声を耳にします。お弁当にしても、和食あり、洋食あり、中華あり。さらに、パスタやカレーなども、お手頃価格の割においしいし、彩りもあざやかで食欲をそそるとのこと。

コンビニ弁当といえば「便利だけど、あまり体にいいとは思えない」とか、「一人暮らしの味方だけど、ちょっとわびしい」といったイメージの時代からすると隔世の感があります。

とはいえ、コンビニ食に頼りきりでは、健康についても、もちろん睡眠についても不安が隠せません。

お弁当にしても、バラエティ豊かな食材が入っていて、一見、バランスがよさそうに見えますが、やはり新鮮な野菜は足りないでしょう。

そこで、**お弁当と一緒にサラダも買い、ビタミンや繊維質の補給を心がけたいもの**です。

インスタント食品やレトルト食品でも、おにぎりとカップ麺だけですませずに、果物も一緒に買ってビタミンCを補給するとか、味噌汁やスープを手づくりするといった工夫が健康維持には必要でしょう。

インスタント・ラーメンを食べるときには、「袋から出して炒めるだけ」といった野菜炒めのパックを買い、フライパン一つあれば、さっと炒めて野菜ラーメンのできあがりです。

ツナ缶なら、オニオンスライスを混ぜるだけで、ちょっとした一品になります。

コンビニで、お酒のつまみを用意する場合、たとえば、焼鳥を買ってきてレンジで温めているあいだに大根おろしをつくり、お皿に一緒に盛り付ければ、ちょっと気のきいた一品になります。「大根おろしをつくるのは面倒」という人は、チューブ入りの大根おろしでもいいでしょう。

じつは、**玉ねぎは安眠をもたらす食材**として、よく知られています。また、大根おろしが消化を助け、胃のもたれを予防してくれることも広く知られています。こうした食材を使って、ひと手間、加えることで、味もよくなり、健康にも睡眠にも有効となれば、試してみる価値ありですね。

コンビニ食だけでなく、定食を食べるときや、居酒屋などで軽く一杯飲むときも、生野菜や酢の物など、健康にいいとされるものを一品でいいから追加してみませんか。肉ばかり続いていたら、意識して魚を食べるのもいいでしょう。

「サプリメントで補っているから大丈夫」と思うかもしれませんが、やはり「本物の食材」にはかないません。良い眠りをとるためには、毎日の食事を大切にすることが必要です。

ほうじ茶は、安眠効果の高い「健康茶」だった

日本茶は全般的にカフェインの量も少なめで、それほど眠りを妨げないことがわかっています。さらに、お茶の研究が進むうちに、ある日本茶に、驚くほど優れた健康効果があることが明らかになりました。それが「ほうじ茶」なのです。

ほうじ茶は、煎茶や番茶などの茶葉を２００℃くらいの熱で炒ったもので、カテキンやカフェインの含有量が少なく、渋みや苦みが抑えられています。子どもや年配の人にも好まれるようです。

そんなほうじ茶ですが、最近リラックス効果が高いと脚光を浴び、さらに睡眠の質が改善されたり、寝つきがよくなったりという報告まであって、にわかに注目を集めるようになったのです。

まず、ほうじ茶の成分で一躍有名になったのが、自然の癒し成分「テアニン」です。**テアニンは、お茶独特のうまみや渋み、甘みなどの要素を持ち、睡眠を促進させる効果もあります。**これをとると、副交感神経が優位に働いて、心身の興奮を抑えてリラックスさせる仕組みになっています。

テアニンは、日光を浴びて育つ日本茶に多く含まれるのですが、同時に、玉露や抹茶はカフェインも多く含んでいます。これに対して、ほうじ茶の葉は、緑茶を炒って熱を加えているのでカフェインが半分以下になっています。そこで注目されたのが、ほうじ茶でした。

ところが、じつは、ほうじ茶に含まれるテアニンの量は緑茶の100分の1しかなく、一見すると、ほうじ茶のリラックス効果は大したことがないように思えます。

しかし、脳のリラックス度を調べてみると、意外なことに、ほうじ茶も緑茶もリラックス効果は同じでした。ということは、カフェインの量は半分以下で緑茶と同じリラックス効果を得られるほうじ茶のほうが、断然いいというわけです。

さらにわかったのは、茶葉をほうじた香りをかぐと、お茶を飲んでいなくても、飲んだときと同じようなリラックス効果を得られるということでした。

お茶に含まれる香り成分は、茶葉がじわじわと加熱されることで生み出されるので、ほうじ茶の製造工程は豊かな香りをつくるのにぴったりだったのです。

しかも、ほうじ茶の持つ健康成分は、テアニンのほかにも、ミネラル、カテキン、クロロフィルなど、実にバラエティ豊かです。

カテキンには脂質、糖質の吸収を抑えるとともに、体脂肪を燃焼させる効果もあるため、ほうじ茶はダイエットにもぴったりの飲み物。

リラックス効果や安眠対策だけでなく、健康に役立つほうじ茶は、ぜひ毎日の暮らしに取り入れたいもの。お値段も手頃ですから、家族でたっぷり飲めますね。

熟睡を約束する「長ねぎスープ」

長ねぎを使ったスープに薬効があることは、昔から文献でも知られていました。韓国料理や中国料理でも「秘伝の味」として伝えられています。

とくに体力が衰えて寝つきが悪い人や、布団に入ってもなかなか寝つけずに、イライラするという人は一度、長ねぎのスープを試してみてはいかがでしょうか。熟睡効果は抜群です。

温かい長ねぎスープを夕食に飲むか、寝る30分〜1時間前ぐらいに飲むと、体が芯から温まり、ゆっくり眠れるようになります。

◎長ねぎスープのつくり方

①長ねぎの白い部分を10センチくらいの長さに切り、焼き網かフライパンで焦げ目が付くまで焼いてからみじん切りにする。
②鍋に適量の鶏ガラスープの素と300ミリリットルの水を入れて火にかけ、沸騰したら適量の味噌を溶き入れて、火を止めてから、①の長ねぎのみじん切りを入れます。

ここで大事なのは、長ねぎを焼いてからみじん切りにすることです。こうすると、ねぎは甘みを増して、味わいがぐんと深くなります。ねぎの甘みと香ばしい味噌の味わいとスープのうまみが合わさって、きっと驚くような仕上がりになるはずです。

漢方では、長ねぎの白い部分は生薬の代表とされ、「気の陰陽」のバランスを整える大事な食材と考えられてきました。

気のバランスを保っていると生命力がみなぎり、昼は元気に満ちて、夜はぐっすり安眠できるというのが、漢方の考え方。これは今も生活の中に根づいています。

また、ねぎの白い部分に含まれる「硫化アリル」という成分には、消化吸収を助けてビタミンB_1の吸収効果を高め、血行をよくして殺菌作用をうながすなどの働きがあります。

疲労感が強かったり、肝臓が弱っていたりするときは、「帰脾湯《きひとう》」という漢方薬と長ねぎスープをあわせて飲むと、さらに効果はパワーアップします。倦怠感で布団から出られないようなときにこそ、力を発揮する裏メニューです。

不眠を解消してくれるお酢と玉ねぎパワー

「玉ねぎが安眠に効く」というと、「どうやって調理するのか」と思うでしょうが、玉ねぎの快眠パワーはそんなものではありません。

なんと、**枕元に刻んだ玉ねぎやスライスした玉ねぎを置いておくだけで、眠れる**というのですから、思わず「えっ？」と声が出てしまいますね。

しかし、昔ながらの「おばあちゃんの知恵」でも、玉ねぎは眠りを招きよせるお守りといわれており、ちゃんとその効果が認められているのです。

具体的には、寝つきが悪いときに玉ねぎのスライスを小皿に入れて、枕元に置いておくというのが、一番ポピュラーなスタイル。

「玉ねぎはみじん切りに限る」とか「足元に置いたほうがいい」など、ところによって独自のやり方やルールもあるようですが、要は、あのツンとくる玉ねぎ臭があればいいのです。

玉ねぎには硫化アリルという成分がたっぷり含まれ、これが玉ねぎ独特のにおいのもと。**硫化アリルには神経の苛立ちや、落ち着かない気持ちを抑える効果があり、不眠や寝つきの悪さも解消することができます。**

また、血中のコレステロールを減らしたり、血液の流れをスムーズにしたりする働きもあって、全身を活性化してくれる力強いサポーターです。

そのうえ玉ねぎには、冷えを防いで血液循環をよくするビタミンB_1も多く含まれていますから、ホカホカと体を温めることで寝つきもよくなります。

このように、体にいい効果がたっぷりの玉ねぎは、眠りを誘う効果でも野菜界の筆頭に位置しています。

さらに、最近人気を集めているのが、「酢玉ねぎ」です。テレビでも取り上げられ、話題になったレシピですが、安くて簡単につくれ、健康効果は抜群ですから、流行らないわけがありません。

ある家庭では、冷え性の奥さんが始めると、次に高血圧を気にするご主人が参戦。その次にはダイエットしたい娘さんと、最近よく眠れないという75歳のおばあさんが参加して、家族全員で酢玉ねぎを食べるようになったそうです。

ただし、このお宅ではそれぞれ満足のいく結果が出たそうですが、酢玉ねぎは薬ではありませんから、すぐに結果を求めるのは感心しません。長いスタンスで続けているうちに、自然と結果が出るのがベストです。

そのためには、まずおいしいことが第一条件でしょう。そこで、できるだけ新鮮な食材を用意して丁寧につくってみてください。

◎酢玉ねぎのつくり方

①中くらいの玉ねぎ2個を、繊維に沿って薄く切り、しばらく水にさらしてから水気をしぼります。

②①の玉ねぎに塩を一つまみ振りかけ、軽くもんでなじませておきます。

③カップ1½杯の酢を鍋に入れて人肌くらいに温め、そこにカップ½杯のハチミツを

加えて軽く混ぜ合わせ、清潔な密閉容器に移しておきます。

④③にスライスした玉ねぎを入れ、ふたをして半日以上おけばできあがり。

これを冷蔵庫で保存して、食事やおやつとしていただきますが、**食べすぎると胃痛を起こす人もいるので、毎日少しずつ食べます。**

寝つきの悪い人は、玉ねぎの皮を洗って陰干ししたものを煎じ、お茶がわりに飲むと、だんだん寝つきがよくなるので試してみてはいかがでしょうか。

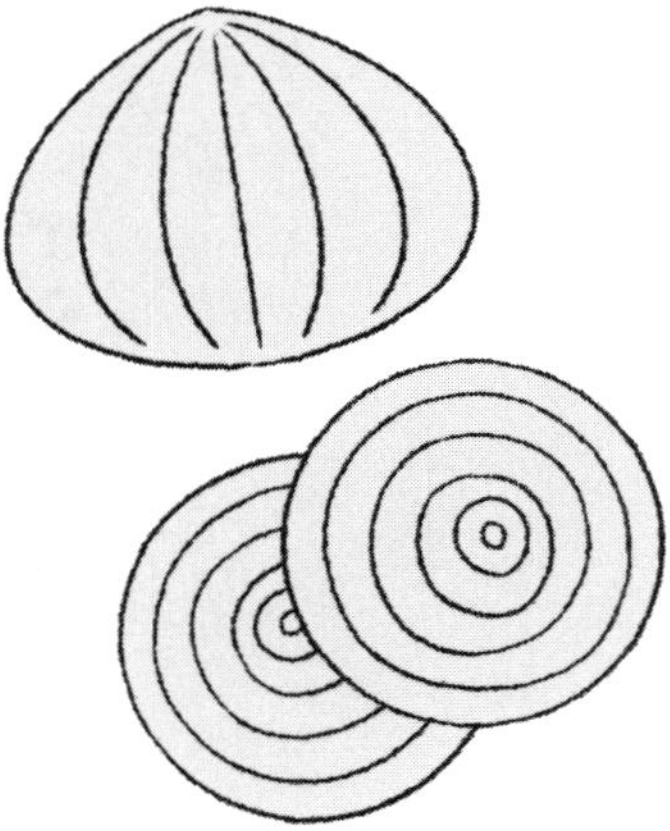

不眠に玉ねぎ

シソジュースで熟睡できる

シソは、日本の代表的なハーブで、昔から優れた薬効があるといわれてきました。特徴のあるさわやかな香りは、寝つきの悪さや、質の悪い眠りを改善してくれるはずです。

しかし、シソの葉を生のまま大量に食べるのは難しく、このままでは効果が得られません。そこで、シソの葉を一度に多量に摂れるように、ジュースにしてみましょう。

◎シソジュースのつくり方

①赤ジソの生の葉を300グラム用意します。これを冷水に20〜30分ほどつけて、アクを抜きます。

②水2リットルの入った鍋に、①を入れ、強火で煮立たせます。沸騰したら、火を弱

めて2、3分煮ます。

③赤ジソの葉を鍋から取り出して残った煮汁を、よく洗った使用済みの飲料用ペットボトルに注ぎ、冷蔵庫で保存します。

これを、夕食の前などにコップ一杯飲むといいでしょう。そのままでは飲みにくいという人は、ハチミツやメープルシロップを足して口当たりをよくしてから飲んでもかまいません。

赤ジソは、食品スーパーや八百屋さんなどで6月末くらいから出回ります。

こうした手間をかけるのが面倒だという人は、漢方薬のお店で赤ジソの葉を乾燥させて粉末にしたものを購入する方法もあります（生薬名は「蘇葉《そよう》」）。

この粉末10グラムと水1リットルを鍋に入れ、少し煮てから冷まします。あとは、空き瓶やペットボトルに入れて冷蔵庫で保存します。効果は同じように期待できると思います。

贅《ぜい》沢《たく》な「安眠レシピ」のクラムチャウダー

イライラした様子の人を見て、「ちょっとカルシウム不足なんじゃないの?」と言う人がいますね。

たしかに、カルシウムは精神を安定させるのに大事です。カルシウムは脳神経の興奮を抑えてくれますから、**血液中のカルシウム濃度が低くなるとイライラを感じたり情緒が不安定になったりして、睡眠にも悪い影響を及ぼします。**

ここでは、睡眠の質を高めてくれるカルシウムたっぷりの料理、クラムチャウダーをレシピとあわせて紹介します。

さて、カルシウムが大事といっても、それだけ摂っていればいいというわけではありません。**カルシウムはマグネシウムとあわせてバランスよく摂らないと、十分な効**

力を発揮できないからです。

マグネシウムは、青菜やナッツ類、ゴマ、かぼちゃの種、ギンナン、栗などに多く含まれ、これらの食材とカルシウムたっぷりの牛乳を一緒に摂れば、手軽に安眠の素を補給できます。

さらに魚介類の中には、カルシウムとマグネシウムを大量に含んだ食品があるので、これを利用すれば簡単です。

魚介類の中でとくに優秀なのは、カキとアサリです。それぞれの栄養価（100グラム中）は、カキがカルシウム84ミリグラム、マグネシウム65ミリグラム、アサリはカルシウム66ミリグラム、マグネシウム92ミリグラムで、どちらも非常に高い数値です。

ただし、冬以外は手に入りにくく高価なカキに比べると、安くて一年中店頭に並んでいるアサリのほうが、便利で料理しやすいという長所があります。

アサリは、そのほかに亜鉛、カリウムといったミネラル分やタウリンも豊富に含んでいますから、一日一杯のクラムチャウダー（貝など具だくさんのスープ）を食べれば、大幅にミネラルが補給できます。

クラムチャウダーは殻付きのほうがおいしいのですが、缶詰や冷凍のむき身を使えば簡単に調理できますから、毎日気軽に食べるなら、それらを使うと便利でしょう。

◎クラムチャウダーのつくり方

〔材料（つくりやすいように4人分で記載）〕
ベーコン70グラム、玉ねぎ1個、ジャガイモ4〜5個、にんじん½本、アサリの水煮缶150グラム、バター10グラム、水500ミリリットル、牛乳250ミリリットル、小麦粉大さじ3杯、塩コショウ小さじ1杯

①鍋に食べやすい大きさに切ったベーコンと玉ねぎ、ジャガイモ、にんじんを入れ、バターで炒めます。
②①に水を入れて材料が柔らかくなるまで煮たら、アサリを入れてひと煮立ちさせ、牛乳を加えます。

③水（分量外）で溶いた小麦粉を入れてとろみをつけ、最後に塩コショウで味を調えてできあがり。

パセリやキノコなどの具を入れて、好みの味に仕上げてください。濃厚な味がお好みなら、最後に生クリームを加えると、なめらかで高級感のある味になります。

このクラムチャウダーは、冬の日の夕食に食べるとポカポカと体が温まって、安眠効果も倍増します。

反対に暑い季節には、できあがったクラムチャウダーを冷蔵庫で冷やして、冷製スープにしてみましょう。ちょっとお洒落な具だくさんスープは、食欲のない季節にピッタリです。

カルシウムとマグネシウムに、牛乳のトリプトファンを合わせた贅沢な〝安眠レシピ〟を楽しんでください。

よく嚙み、満腹に注意するべし

よく嚙んで食べることと安眠は、一見なんの関係もないように思えるでしょうか。でも、あごを動かしてよく嚙むと、当然、あごの筋肉が使われますね。筋肉にさかんに血液が送られると血行がよくなって温まり、脳にも新鮮な血液が循環するようになります。

このほんのわずか上昇した体温が下がるとき、人はおだやかに眠りに誘われ、短時間でもぐっすり眠れるのです。

反対に、よく嚙まずに食べると、胃や腸に負担をかけるうえ、快便の妨げにもなります。

胃や腸が疲れていては、そのメンテナンスに眠りの時間がとられ、短時間で疲れが

取れなかったり、うとうとした浅い眠りだけが続いたりします。よく噛まずに食べることは、良い眠りの敵というわけです。

また、あごを動かして噛むことで、あごの筋肉が鍛えられ、唾液の分泌がよくなります。

これは歯周病の予防にもなり、ホルモンの分泌をうながして脳を活性化させることにもなります。脳の働きがよくなれば、もちろん、精神も安定してくるわけです。

最近の食べ物は、口当たりがいい柔らかいものが多くなっています。良質な眠りのためにも、意識してよく噛むように習慣づけましょう。

満腹は深い眠りの大敵！

「腹の皮が突っ張れば、目の皮がたるむ」という言葉があります。お腹がいっぱいになると眠くなるという意味ですが、半分は正しく、半分は間違いといえるでしょう。

というのも、満腹の状態では質の良い睡眠は手に入れられないからです。

お昼にボリュームのあるランチを食べたら、午後は頭がボーッとしてしまったという経験がありませんか。

どうしてこんなことが起こるのでしょうか。それは、お腹に入った食べ物を消化するために、エネルギーが消化器官に集中してしまい、思考能力が低下し、頭がボーッとするのです。この状態は、体や脳を休ませるために、体が純粋に睡眠を欲しているのとは違います。

こうした理由で、**就寝直前の飲食は眠りを誘うどころか、かえって熟睡を妨げます。**食物の消化のために胃腸が活発に活動を続けているので、眠りが深くならないのです。

本来は、就寝前の2～3時間は、食べ物を一切口にしないほうが、眠りに入りやすいでしょう。ただし、お腹がすいたのを我慢したままでは眠れないので、胃腸に負担のかからない、消化のいいものを少量食べて、「お腹に食べ物が入った。からっぽではない」という指令を脳に送ることも大切です。

白湯を飲む、砂糖をほんの少しだけ加えたホットミルクを少量飲む、ビスケット数枚を口にするだけでも効果があります。

また、眠る直前の食事を控えることは、眠りだけではなく、肥満防止のためにも重要です。夜は副交感神経の働きで、胃液の分泌がさかんに行われます。そのため、消化と吸収が活発になり、昼間よりエネルギーをため込みやすいのです。

就寝前はなるべく食べない。どうしてもお腹がすいて眠れないようなら、消化のいいものをちょっとだけ口にするようにしてください。それが、短時間でぐっすり眠るコツといえます。

参考文献、資料

P18

＊1 https://www.e-healthnet.mhlw.go.jp/information/heart/k-02-004.html

P22

＊2 https://www.natureasia.com/ja-jp/research/highlight/13658

P45

＊3 https://www.itmedia.co.jp/news/articles/1605/09/news092.html

＊4 https://www.nishikawa1566.com/column/sleep/20180210070000/

P51

＊5 https://www.mhlw.go.jp/content/12300000/000706870.pdf

P138

＊6 関 英男『超能力』光文社　1983

P153

＊7 https://natgeo.nikkeibp.co.jp/nng/article/20140317/388358/?P=2

P163

＊8 https://www.travelodge.co.uk/press-centre/press-releases/SECRET-GOOD-NIGHT%E2%80%99S-SLUMBER-SLEEP-BLUE-BEDROOM

・日本食品標準成分表（八訂）増補2023年

保坂 隆

ほさか・たかし

保坂サイコオンコロジー・クリニック院長。1952年山梨県生まれ。慶應義塾大学医学部卒業後、同大学医学部精神神経科入局。米国カリフォルニア大学へ留学。東海大学医学部教授（精神医学）、聖路加国際病院リエゾンセンター長、聖路加国際大学臨床教授などを経て現職。著書（監修含む）に『図解「熟睡できる人」の習慣』『こころのお医者さんが教える　プチ対人ストレスにさよならする本』（ともにPHP研究所）、『精神科医が教える　人間関係がラクになる　すぐできるコツ』（三笠書房）、『精神科医が教える　すりへらない心のつくり方』（大和書房）、『「頭のいい人」の快眠生活術』（コスミック出版）などがある。

50歳からのこれでグッスリ!!
眠りの習慣

2024年5月20日　初版第1刷発行

著者　保坂　隆

発行人　石川和男

発行所　株式会社　小学館

〒101-8001　東京都千代田区一ツ橋2-3-1

電話　(編集)03・3230・5192　(販売)03・5281・3555

印刷所　萩原印刷株式会社

製本所　株式会社 若林製本工場

ブックデザイン　古屋郁美、吉田考宏

イラスト　川添むつみ

編集協力　幸運社、田谷裕章

DTP　株式会社昭和ブライト

校正　玄冬書林

編集　益田史子

　ISBN978-4-09-311570-4